朝日新書
Asahi Shinsho 570

生きるのが面倒くさい人

回避性パーソナリティ障害

岡田尊司

朝日新聞出版

はじめに

私自身、生きるのがとても面倒くさいと感じた時期が、かなり長い間続いた。かなり長いというのは、もっと具体的に言えば、十年以上ということだ。いや二十年以上かもしれないし、ことによったら、今も続いているのかもしれない。ただ、だいぶ薄らいだことは間違いない。始まったのは、高校生の後半くらいで、十年にもわたった大学生活の頃がピークで、二十代も終わり近くなって勤め始めてからも、まだ続いていた。薄らぎ始めたのは、三十代半ばが近くなってからだと思う。

文学部哲学科に見切りをつけて、医学部に入ってからも、根本にある面倒くささは相変わらずで、講義も、必要最低限だけ出るのがやっとだった。今でも覚えているが、医学部一年のとき、私は京都大学の裏にある吉田山で暮らしていた。もっと正確に言えば、吉田山に真如堂《しんにょどう》という、紅葉の美しいお寺があり、その裏の民家に下宿していたのだ。下宿代は、当時でも格安の一万円だった。坂を下っていく途中に、吉田山荘という立派な門構えと、見事な庭園が広がる、いかにも高級そうな料亭旅館があり、黒塗りの車が客を運んでいた。当時でも、一食数万円かかるという話で、一日千円に満たない食費で暮らしているわが身と比べたものだ。

その下宿に、わざわざ友人が訪ねてきてくれたことがあった。私が下宿にこもって講義にも出てこないものだから、試験があることも知らないだろうと心配して、知らせに来てくれたのだ。実際、私は知らなかった。知らなかったと知っても、別に慌てる様子もない私を見て、「岡田さんは、長生きするよ」と友人は苦笑しながら、親切にも、出題されるらしい試験のツボまで教えてくれ、そこを勉強しとくといいよと言い残して帰っていった。

だが、試験があるとわかっても、わざわざ友人が、試験に出るらしい問題と答えまで教えてくれたというのに、それでも、私は勉強する気がしない。ボーッとしているか、他のことばかりして過ごしてしまう。試験のことは、極力考えないようにして、そのまま夜が来てしまい、もう、どうせダメだと思って、寝てしまったら朝になっていた。やっぱりダメだ、いまさらジタバタしても始まらないと思って、何もしないで寝続けるというありさまだ。ところが、試験開始の一時間前くらいになって、急に起き出して、友人が渡してくれたプリントを、ちらっと眺める。時計を見て、まだ間に合うかもしれないと思い、受けるだけ受けてみようと、土壇場で考えを変え、急に試験勉強を始める。もっと早くやっておけばよかったと後悔しながら、大学まで自転車で坂を駆け下りるという具合だった。本当におしりに火がつかないと、動こうとしない。

どうしてあそこまで無気力で、やるべきことを避け、何もしないのに疲れていたのかと思うが、とにかく何をするのも面倒だった。いま同じような状態の人に、日々出会って、その人たちのねじを巻く仕事をしているというのも、不思議なめぐりあわせだが、その人たちの心境は手に取るようにわかるのである。

その頃、私は生活費を稼ぐために、アルバイトをしなければならなかったが、それがまた煩わしくて仕方がなかった。生きていくためには、食わねばならない。食うためには、稼がねばならない。しかし、それが面倒で、苦痛で仕方がない。となると、やはり生きていくのは、面倒で苦痛なことと思えてしまう。

その頃、私がときどき夢想したことの一つは、牛や馬のように草が食べられたらいいのになぁ、ということだった。ご存じのように人間は、細胞壁を作るセルロースを分解する酵素をもたないので、草を食べても消化できない。腹を下してしまうのが関の山だ。もし唾液や胃液にセルロース分解酵素が出れば、腹が減ったら、そこらに生えている葉っぱや草を食べて、空腹を満たすことができる。労働などしなくてよくなる。庭木の葉っぱを勝手に食べたりしたら怒られるかもしれないが、そこらに生えている雑草を食べたからといって、文句を言う人もあまりいないに違いない。そうなれば、面倒なことから一つ解放されるというわけだ。もっとも、そうなったらなったで、一日中食べていないと栄養が足りないとか、やたらウンコの量やおならが多くなって、腸も長くなるとか、もっと面倒なことが起きるのかもしれないが。

もう一つ、夢想していたことは、もう少し現実的なことだった。そうそう簡単に実現する話ではなかったが、可能性がゼロというわけではない。それは、小説を書いて、一躍有名になり、印税で生活できるようになれば、働かなくてもよくなるというものだ。この本を読んでいる人も、一度くらいは、そんな考えを抱いたことがあるかもしれない。お恥ずかしい話、その頃の私は、かなり本気でそうなったらいいなと夢見ていた。いやそれだけが、唯一生きる希望のようなものだったかもしれない。

小説の新人賞でも取って、賞金が入ってきたら、いつも仏頂面で、意地悪そうにこちらを監視しているバイト先の雇い主に、「小説の仕事に専念したいので、辞めさせてもらいます」と宣言してやろうと、その日が来るのを、そして、その場面を何度も夢想したものだ。

だが、現実には、そんな日は一向に来ず、雇い主の顔色に、クビだと言われはしないかと、いつもびくびくしながら暮らしていた。その頃、構想して作った小説の一つが『タイム・ブローカー』というもので、これも私の夢想から生まれたお話だった。ある働きたくない青年が、時間を買ってくれるタイム・ブローカーに出会って、時間を売るというお話だ。タイム・ブローカーは、労働という〝野蛮な〟代償なしに、時間を純粋に買ってくれる。面倒な苦労や苦痛なしに、時間だけをお金にかえられたらという、当時の私の現実逃避的願望の産物だ。

そこには、ちょっと仕掛けがあって、時間の売り方には、「今」を売る売り方と、「将来」を売る売り方がある。最初の頃は、「今」を売ることで満足していた主人公だったが、まとまったお金がいりようになって、「将来」を売ることに手を染めてしまう……。というストーリーだった。私の小説家になるという夢も、一向に実現せず、この作品も、発表する機会がないままに過ぎてきたが、その頃は大真面目に、その小説で世に出て、面倒な労働から解放されようと、思っていたものである。

皮肉なことに、私が作品を発表したり本を書いたりできるようになったのは、面倒ごとから極力背を向けて、生きることを回避していた時期をある程度脱することができてからだった。面倒ごとから逃れようとしても逃れられないが、少しずつ生き方を変えていくと、面倒ごとが面倒でなくなって、むしろチャンスも広がるということを、私に限らず、こうした時期から脱した経験がある人なら、多くの人が感じていることだろう。

とはいえ、急に無理をして、自分らしくない生き方をしようとしてもうまくいかないものだ。その人にはそれぞれ特性や個性や生きてきたバックグラウンドがあり、その人にふさわしい生き方というのは、それぞれ違っている。自分に合った生き方をしたとき、その人のポテンシャルは最大限に発揮される。その意味で、いい生き方とはどんなものかは一般的には言えないし、他の人と比べて判断するのではなく、自分にとってそれが合っているかどうかということが大事になる。ご自身の特性を理解し、無理なく自分を生かすのには、どうしたらいいのか、そこが肝心なのだ。

いま、若者だけでなく、大人になっても「面倒くささ」から抜け出せない人が大勢いる。第五章でくわしく解説するが、そうした人たちが増えていることを示すデータもある。一体この「面倒くささ」とは何なのだろうか。どうすれば、うまく改善し克服できるのだろうか。

　多くの臨床例や具体的事例を通じてさまざまな人の人生から学ぶとともに、精神医学や心理学の研究やアプローチが教えてくれる先人の知恵や最新の方法を紹介しながら、面倒くささや回避を脱し、自分をもっと生かす生き方を手に入れる方向に自分をもっていくにはどうしたらよいか、考えてみたいと思う。

　なお、一般人の臨床例や事例は、実際のケースをヒントに再構成したものであり、特定のケースとは無関係であることをお断りしておく。また、偉人や有名人のケースについては、自伝や評伝など公刊された資料に基づいて記述を行った。

生きるのが面倒くさい人　回避性パーソナリティ障害　目次

はじめに　3

第一章　生きるとは面倒くさいことばかり　17

人と顔を合わすのが面倒くさい／頑張るのが面倒くさい／期待されるのが面倒くさい／縦のものを横にするのも面倒くさい／学校に行くのが面倒くさい／決めるのが面倒くさい／社会に出るのが面倒くさい／恋愛が面倒くさい／家庭や子どもをもつのが面倒くさい／人に頼るのが面倒くさい／生きるのが面倒くさい

第二章　回避性パーソナリティ障害とは　43

「面倒くさい」の根底にあるのは／浮かび上がる三つのファクター／回避性パーソナリティ障害の診断基準／他人の批判や拒否に敏感／親密な関係になるのに臆病／親しい関係でも自分をさらけ出せない／周囲の目や他人の評価を気にしすぎる／自分は人に好かれるはずがない／自己評価が低く、取り柄のない人間だと思う／

目的実現や新たなチャレンジに消極的である／
シゾイドパーソナリティ／悪いできごとや可能性ばかりを心配する／
人との交わりを自分から求めない／生きることに喜びが薄い／
親密な関係や性的な関係を避ける／争いや逃げ場のない環境がストレスに／
本質的な病理は、傷つくことを避けること／村上春樹にみる回避性／
社会不安障害との関係／自閉症スペクトラムとの関係

第三章　回避性パーソナリティと回避型愛着　89

赤ん坊のときは、面倒くさくなかった？／「面倒くさい」の根源／
絆を支え、生存を守る仕組み／回避型の生存戦略／
回避性パーソナリティと回避型愛着は似て非なるもの／
回避性パーソナリティと恐れ・回避型愛着／
葛藤を避ける回避型、ジレンマに苦しむ回避性／
回避型愛着スタイルを生むのは／手をかけられなかった子／
仏教の救いは回避型戦略？／養育は遺伝子に勝る／
他者を不快だと感じる理由／母との稀薄な関係がもたらしたもの／
早すぎる自立には要注意／支配と押し付けが生む、もう一つの回避型

第四章　「傷つきたくない」性格はなぜ生まれるのか　127

何から逃げようとしているのか／回避性パーソナリティの遺伝要因と環境要因／恐れ・回避型愛着を生む養育とは？／否定的な養育と恥ずかしい体験／学校での体験や友達関係も影響する／いじめられた体験の後遺症／気分の落ち込みと無気力で悩む女性／「どうせダメな自分」という思い込み／日向の姉と日陰の妹／傷つくことに耐えられないのは？／慢性外傷症候群としての回避性／主体性を奪われる体験／重すぎる期待と決められた人生／過保護に育った従順な子／従順さと諦めの背後にある親の支配／森鷗外の場合／成熟した大人になることの拒否

第五章　回避を強める現代人――適応か進化か？　165

環境が遺伝子の働きを変える／家族愛か自己愛か　その違いを生む仕組み／回避型の増加をもたらす環境変化とは？／個人主義に適した回避型／体験の画一化と失われる主体性／回避と心理的アレルギー／

無菌室化と増加する人間アレルギー
第六章　回避性の人とうまく付き合う方法　183
部下が回避性の場合／上司が回避性の場合／恋人が回避性の場合／伴侶が回避性の場合／回避性の子どもに対して
第七章　回避性が楽になるライフスタイル　201
回避性の人にとっての適職とは／面倒くさがりを補う伴侶が最適／片思いの方が気楽？／ブラームス・タイプの片思い／同じ「回避」でも大きな違いが／星新一の場合／怠惰な学生生活／初めての小説／公務員志望／地獄のような会社経営の日々／別人のように自信をもった瞬間／やっと見つけた自分らしい生き方／ビアトリクス・ポターの場合／ピーターラビットと彼女の使命／好きな領域で認められることの重要性

第八章　恥や恐れを気にせず自由に生きる方法　243

回避性は克服できる／一本の電話から始まった／何が彼女を変えたのか？／回復のカギを握る「安全基地」／自分で決定することの大切さ／理想や期待よりも、目の前の機会に乗ってみる／十数年のひきこもりから脱出できたのは？／無気力からの脱出／生活するために働く／仕事で鍛えられる／西村由紀江さんの場合／自分の手でやってみる／小さな変化を起こしてみる／ありのままの自分をさらけ出す／性の回避という課題／自分を解放する／もうあなたは面倒くさくない

おわりに　295

参考文献　299

図版：谷口正孝

第一章　生きるとは面倒くさいことばかり

人と顔を合わすのが面倒くさい

面倒くさいことは数あれど、中でも面倒くさいのは、人に会うことだと感じている人は、かなり多いだろう。対人緊張が強く、人の顔色に敏感で、人に気をつかい過ぎる人ほど、他人は心地よい面よりも、面倒くさく厄介な面が強くなる。

人と顔を合わすだけでなく、電話に出るのも煩わしく感じ、出るのを面倒がったりする。電話一本かければ済むことを、なかなかかけようとしない。

面倒くさがりの人は、自分がじかに人と会って対応したり、交渉したりするのが煩わしいので、誰か代理の人に頼りたがる。子どもの頃は、親が代理人になり、結婚すると、パートナーがその役を引き継ぐことが多い。

自分で電話をかけて直接言えばいいことを、誰かにやってもらおうとする。じかに話せばいいことを、代理の人に頼もうとする。間に人がはさまるので、伝言ゲームのようになって、話のらちがあかないことも多い。すると、また直接言わずに、代理の人に文句を言う。間にはさまる方としては、代わりに動いてあげているのに、怒られるという理不尽なことになる。

いつも代理の人に頼ってきたので、よけいに自分で交渉したり、行動したりできなくなっている人もいる。そうなると、社会生活はなおさら面倒に感じられる。

人との接触が面倒という場合にも、大きく二通りある。一つは、人と接することに関心も興味も乏しいという場合だ。他の人が話をして盛り上がっていても、まったく我関せずで、自分のやっていることにしか関心を向けないようなタイプの人だ。

こうしたタイプの人にとって、他人とかかわることは、そもそも喜びをもたらさないので、人と付き合うことは、気をつかって疲れるだけで、何のメリットもないということになる。

昨今こうしたタイプの人も増えている。ところが、社会はこのタイプの人の特性をあまり理解しないまま、「人と交流することは良いことだ」という一般的な基準で、同じことを期待しがちだ。そして期待通りでないと、「努力が足りない」と言ったり、「人並みのこともできない」と責めたりする。

だが、このタイプの人からすれば、牛乳アレルギーがあるのに、牛乳は体にいいから飲みなさいと強要されるようなもので、有り難迷惑でしかない。

人と顔を合わすのが面倒だという場合、もう一つタイプがある。割合からすれば、こっちの方が、ずっと多いだろう。それは、人と接すること自体を求めているし、人と気持ちや関心を共有することも、それなりに楽しいのだが、それ以上に人と会うと気疲れし、わずらわしさを感じてしまうというケースだ。

人と会うと気疲れする人は、相手に気をつかい過ぎていることが多い。そもそも、気をつかうとは、どういうことかと考えると、相手に悪く思われたくないという心理が働いている。嫌われたくない、否定的な評価をされたくない。逆に言えば、よく思われたいという心理から、相手が機嫌を損ねていないか、失望していないか、悪い評価を下していないかが気になるわけだ。

つまり、このタイプの大きな特徴として、相手の評価に敏感だと言える。この点は、前者のタイプとは異なる点である。前者のタイプでは、他人に無関心なだけでなく、他人の評価にも無頓着な傾向がみられるからだ。対照的に、後者のタイプでは、相手の反応や相手が興味をもってくれるかどうかということを、絶えず気にしている。どうせ自分の話などには、誰も興味をもたないだろうと思い込み、自分のことを話すのを遠慮してしまう。

相手の拒否や否定に敏感ということは、見方を変えると、自分に自信がなく、相手の評価に左右されやすいことを示している。どうせ他人は、自分を否定的にしかみないだろうとか、自分は人から嫌われるのに決まっているという思いが強いため、人と接することは、不安で苦痛なことになってしまう。

頑張るのが面倒くさい

何事も面倒くさい状態にみられやすいもう一つの兆候は、頑張るのが面倒くさいということだ。第三者的に見れば、能力もある、時間もある、チャンスもある、やればできるのに、やろうとしない。そこを踏ん張れば、物事が有利な方向に運び、チャンスが広がるとわかっていても、それをやらない。事態は悪化し、手におえない状況になってしまうのを、放置してしまう。そして、もうダメだと諦めてしまう。

別に体が動けないほどのうつ状態に陥っているわけでも、気分が沈んでいるというほどでもない。不可能というわけではないが、何となくやる気がしない。ほんのわずかな敷居をまたぎ越すことができない。お膳立てしてくれていて、後は一歩を踏み出せばいいだけであっても、その一歩が出せない。身をすくめたまま動こうとしない。頑張ることを避けてしまうのだ。周囲が手はずを整え、後はとにかく面接や試験を受けに行けばいいだけだというのに、それでも行こうとしなかったりする。

こうしたときの心理状態の特徴の一つは、どうせダメだ、うまくいかないと、先に結論づけてしまうことだ。その結論は、まったく根拠がないものだが、心が勝手にそう思ってしまう。どうせうまくいかないのなら、最初から何もしない方がましだということになる。無駄なことをして傷つきたくないという心理が働いている。

ある時期までは、頑張れていたのに、段々と頑張れなくなり、失速してしまうというケースも多い。一旦無気力状態に陥ると、回復までに何年も、ときには十年以上の歳月を要することも珍しくない。

何もする気になれないのだが、この状態のときに、多くの人が異口同音に口にするのが、「自分が何をやりたいのかわからない」とか「特にやりたいこともない」というセリフだ。当人はやりたいことが決まらないので、動きようがないと感じている。まだ確信がもてないことをして、失敗したくないという気持ちもある。

失敗を重ねて初めて成功もあるのだと、説得しようとしたところで、そんな理屈は通じない。なぜなら、実験なら失敗してもいいだろうが、人生に失敗したらそのたびに傷つくのだから。そして、何事も面倒くさいと感じている人にとって、傷つくことほど厭《いや》なことはない。

期待されるのが面倒くさい

頑張るのが面倒くさい状態のとき、しばしば伴うのが、期待されるのも面倒くさいということだ。前向きな意欲に満ちているときには、周囲からほめられたり、賞賛されたりすることは、励みになり頑張ろうとする原動力にもなる。勉強で、たまたまであれ、いい点数がとれて、「すごいね」と言われると、うれしくて、もっと頑張ろうと思う。ピアノを弾《ひ》いて、「才能がある」とほめられたりすれば、有頂天になってもっと練習するかもしれない。

ところが、何事も面倒くさいと感じている人では、ほめられることが、逆に重荷になってしまう。「すごいね」と言われると、今ほめられてうれしいということよりも、次のときに、いい点数がとれずに、相手を失望させてしまうのではないかと、プレッシャーを感じてしまう。「これから楽しみだね」と期待されることが、相手を失望させるのではないかという不安の方に結びつき、相手を失望させないうちに逃げ出したいとさえ思ってしまうのだ。

『大衆運動』や『波止場日記』など独自の著作で知られる社会哲学者のエリック・ホッファーは、生きるのが面倒くさいという状態に中年期まで悩まされた人だった。自伝によれば、彼は心因性と思われる失明で、七歳から十五歳まで目が見えなかったので、ほとんど学校にも通ったことがなく、アルバイトや力仕事を転々としながら、読書と独学で知識を身に付けた。その才能や人となりに惹《ひ》かれて、エリックを評価し、表舞台に引き上げようとする人は何人もいたが、そうした期待がかけられるたびに、彼は文字通り姿をくらましてしまうのだった。

あるときは、若く美しいＵＣＬＡの大学院生の女性が、エリックの物理や数学の才能に気づき、彼を大学の聴講生にしようとした。だが、彼は期待を裏切るのが怖くて、その女性のことを愛していたにもかかわらず、一言も言わずに逃げ出してしまう。

あるときは、レストランの給仕をしていたエリックの秘められた才能に、生物学の教授が気づき、ドイツ語の翻訳を頼んだり、レモンの白斑《はくはん》病の原因について議論したりするようになった。エリックは短期間で原因を突き止め、教授を驚かせる。教授は、エリックを助手に採用し、正式な研究者にしようとしたが、彼はその期待を重荷に感じて、またもや逃げ出してしまった。

縦のものを横にするのも面倒くさい

青年期は一生で一番元気な時期にも思えるのだが、実のところは、一番物臭《ものぐさ》な時期であったりする。よく私の母が、私の物臭ぶりを嘆いて、「縦のものを横にするのも面倒がる」と言っていたが、そういう傾向は、青年期にどうも強まりやすいようだ。

もっと小さな子どもの頃は、もっと軽快に動いていたのに、十代に入る頃から、段々腰が重くなってしまう。親の言うことを聞かなくなるということもあり、親から見ると、余計に動きたがらなくなったように見えるということもあるが、それだけでもなさそうだ。

小児科医が好んでつける病名に「起立性調節障害」というのがある。朝起きられないとか、やる気が低下している子が、小児科に連れていかれると、よくこの病名がつけられる。坐っているときと、立ったときで血圧を測ると、通常は、立ったときの方が、血圧が十くらい上がる。ところが、起立性調節障害があると、血圧が上がらないか、逆に下がってしまう。本来なら、立ち上がると、脳への血流を確保するために、末梢《まっしょう》血管が収縮し、血が下がらないようにするのだが、この自律神経の反応が鈍いと、姿勢の変化についていけず、血が下がってしまうのだ。起立性調節障害があると、立ちくらみがしたり、朝起きにくかったり、午前中調子が出にくかったり、疲れ易かったりする。

実際には、学校で厭なことがあって、気分が落ち込んでいて起きられない場合も、この病名がつけられたりする。この年代の子どもは、身長の伸びに自律神経の発達が追い付かず、程度の差はあれ起立性調節障害があるので、この診断がついてしまうのだ。うつ状態があったり、眠るのが遅かったりすると、体が目覚めていないので、よけいに起立性調節障害がひどくなってしまう。しかし、これは、単なる随伴症状であって、問題の本体ではないので、起立性調節障害をいくら治療しても、問題は改善しないことになる。

とはいえ、青年期の若者が総じて無気力で、面倒くさがり屋になってしまう一因として、急激に体が成長するのに、自律神経などの制御システムの発達が追い付いていないということがある。三十代、四十代の方が、体力や瞬発力は衰えて来ているのに、バリバリ仕事ができるのは、自律神経系の発達によって、持ち前の力を発揮しやすくなるためだとも言える。

十代の頃は、縦になっているより、横になっている方が楽だと感じてしまう生理的な理由が、多少とも存在することになる。

この不利な状況をさらに不利にしてしまうのが、長時間画面をみたりして夜型の生活になりやすいことだ。起立性調節障害が悪化するばかりか、体内時計の狂いも加わり、日中はボーッとして気力のない状態に陥ってしまう。

学校に行くのが面倒くさい

面倒くさい兆候が、はっきりと形をとり始めるものの一つは、学校に行くのが面倒になるというものだ。学校に行くのは、もちろん心地よいことばかりではない。まず、朝起きなければならない。寒くても布団から出なければならない。暑い時期は暑い時期で、体に疲労がたまりやすい。低血圧の人では、夏場に血圧が下がりやすいので、目は醒《さ》めても起きるのが一苦労だ。なかなかエンジンがかからない。画面を眺める時間が長い現代的なライフスタイルは、どうしても夜型になりやすいので、よほど自己管理能力の高い人でないと、朝起きるのに苦労する。

しかし、多くのケースにおいて、学校に行くのが面倒だと感じる本当の理由は、朝起きられないからではない。学校をストレスに感じ、それに見合う報酬が得られない負の条件付けが重なった結果であるのが普通だ。

朝がどんなにつらかろうと、その子、その人が、本当にやりたいと思うことなら、ちゃんと自分で起きて出かけていく。たとえば、ある高校生は、どうしても朝起きられなかった。九時十時が当たり前で、下手をすると十二時を回ってしまう。学校も遅刻や欠席しがちだ。ところが、大好きな釣りに出かける日は、どんなに早い時間でも起きて、ちゃんと出かけていく。よく経験することだが、学校に行く日はなかなか起きられないのに、バイトを始めると、朝早くてもちゃんと起きて出かけたりする。

こうしたケースは、学校に苦手意識や拒否反応を抱えていることが多い。学校で挫折体験や傷つけられる体験をして、学校というものに心理的拒絶反応が起きているのだ。この心理的拒絶反応は、別に挫折したとか、いじめを受けて傷ついたといった明白な原因がなくても起きるようだ。ちょうどわれわれが、さしたるきっかけもなく花粉アレルギーになったり、ハウスダストのアレルギーになってしまうように、いつも触れているうちに、いつのまにかアレルギーになってしまうということがある。そして、一旦アレルギーになってしまうと、元に戻すのは容易ではない。

『あすなろ物語』や『氷壁』『敦煌《とんこう》』などの作品で知られる作家の井上靖《いのうえやすし》も、『幼き日のこと・青春放浪』などによれば学校に行かなかった口だ。井上の学校嫌いは、中学時代にいじめられた経験や教師と対立した不快な思い出と結びついていた面もあっただろう。

それでも井上は、中学の途中までは、それなりに優秀な生徒だった。代々医者の家の出身だったため、彼もまた医者になることを期待されていたが、次第に理数系の能力がないことを思い知るにつれて、彼の中に挫折感が生まれたようだ。井上にとって気の毒だったのは、理数系が苦手であるにもかかわらず、親の期待に背けず、高校は理科系に進んでしまったことである。そのため、いまさら彼の得意とする文科系の学部に進むことも難しくなってしまったのだ。

成績もふるわず、次第に学業も投げやりになっていく。ことにその傾向が顕著になったのは、大学に入ってからである。九州大学の法文学部に籍を置いたものの、東京で暮らし、ほとんど大学に行ったこともないというありさまだった。二年後、京大の哲学科が定員割れしているというので、そちらに移り、京都に住み始めたが、「東京時代のなまけぐせがついていたので、二、三回大学の門をくぐっただけで、あとは食堂へ行く以外、ほとんど大学へは寄りつかなかった」(『青春放浪』)という。同じ科には、指揮者の朝比奈隆《あさひなたかし》もいたが、顔を合わせたこともなかった。

奇《く》しくも筆者が大学時代に住んだ吉田山に下宿していたという。時代は前後するとはいえ、筆者と似たような暮らしをしていたのだろうか。井上は、卒論を書くのを一年延ばしにして、とうとう二十代も終わりの年齢になっていた。「私は何もかも面倒臭くなっていたので、卒業は取りやめるつもりでいた」(同書)が、妻が電報で卒論の締め切り日を知らせてきて、今年は是非とも卒業してほしいと泣きつかれて、卒論を書き上げたのだった。

決めるのが面倒くさい

青年期は、進路決定の時期でもある。自分で人生の方向性にかかわる重要な決断をしなければならない。ところが、この「決める」ということが、何事も面倒くさい人には、とりわけ面倒なのだ。

それほど重要な決断でなくても、面倒くさい状態のときには、決めなければならないということが重荷に感じられる。着ていく服一つでも、日程一つでも、決めるとなると、あれこれ迷う。決めるのに失敗したらと思ってしまうのだ。失敗しないように決めるとなると、エネルギーと時間がかかってしまう。それでよけいに、決めることを避け、先延ばしにしてしまう。

ところが、社会生活にしろ職業生活にしろ、決めることができないと次に進めない。どんな優れたコンピューターも、入力待ちの状態では動きが止まってしまうように、生活自体が滞っていく。

中には、自分で決められないので、親やパートナーなど、マネージャー的存在に決めてもらい、段取りをしてもらうという人もいる。その人に任せておいたら、物事が進まないとわかっているので、周囲がさっさと手配をしてしまっていることもある。

あらゆる手配には、決めるというプロセスがいくつも必要で、それを肩代わりしてもらうわけだ。しかし、頼っているので、自分で決める力がいつまでたっても育たない。

もっと悲惨なのは、自分で決められないのだが、誰かに頼るのもできないという場合だ。人生は、入力待ちのまま放置されたものだらけになっていく。決めることを諦め、知らないふりをしてしまう。

目の前の課題ややらなければならないことが山積みになっているのに、目先の楽しみや気晴らしに没頭してしまう状態のとき、決めることから逃げているということが多い。

私も十年大学生活を送ってしまったが、医学部に進んだときでさえも、私の中にあった一番の思いは、あと六年決めるのを先延ばしにできるという思いだった。

『人間の絆』『月と六ペンス』などの作品で知られる作家のサマセット・モームも医学部に進んだとき、同じ心境だったようだ。両親を早く失ったモームは、叔父の世話になっていたが、牧師の叔父は厳格で、芸術家仲間に混じってふらふらしている甥《おい》に、仕送りをするのを渋りだした。それで、妥協したのが医学校に入るという選択肢で、それで叔父も納得し、彼は人生の選択を何年か先延ばしにできた。結局モームは、医学校を卒業したものの医者にはならず、作家になった。

社会に出るのが面倒くさい

そして、「面倒くさい」が一つの頂点を迎えるのは、社会に出ること、つまり就職とか働かねばならないという問題に向き合うときだ。

なぜ、社会に出て働くのは面倒くさいのだろう。

もちろん、これまで述べてきた要素もそこにはからんでくるだろう。社会に出れば、当然さまざまな人間と接することになる。あまり性格の良くない人や強圧的な人にも出会うだろう。社会に出たときは、一番下っ端なので、周囲にも気をつかわねばならない。当然気疲れもする。人一倍繊細で、対人緊張の強いタイプの人にとっては、それだけでも楽なことではない。

また、給料をもらう以上、責任や負担も増えるし、成果も問われる。学校の成績ならば、怠けたらテストの点が下がるだけのことで、結果は自分の身に降りかかるだけだ。ところが、仕事となると、顧客がからんでくる。会社や所属する部署がからんでくる。自分の身に降りかかるだけでは済まない。人に迷惑がかかり、自分のために他の人が頭を下げねばならないことも起きる。大きな損害が生じてしまうかもしれない。

私の弟は、水力発電が専門で、その中でも、検査の仕事をやっている。回路が設計通りにつながっているか、発電機などの装置がちゃんと所定の動きをしているかを、チェックして、異常を見つけ出す。回路に異常があるのに、大きな電圧がかかると、部品が壊れたり、事故につながったりしかねないので、重要な仕事だ。

新米の頃は、いろいろ失敗もあったと聞く。部品の一つ一つが大きくて、しかも途方もなく高価だ。これでいけると思って電源を入れたら、その瞬間部品が壊れてしまうということも起きる。部品一つが何千万、何億もするものもある。それが、一瞬で黒焦げだ。肝を冷やすことが何度もあったそうだが、そういう経験を積みながら、一人前になっていく。

しかし、自分のミスで、何千万円もの損を出してしまったと知って、呑気《のんき》に笑っていられる人は少ないだろう。失敗するのが怖くなって、仕事が続けられなくなってしまうこともあるだろう。実際、仕事自体も過酷で、長時間の残業は当たり前、もたもたしていると、ペンチが飛んでくる。弟と同期で入った社員は、十人に一人も残っていないという。社会に出ると、桁違いのプレッシャーにさらされるということは間違いない。

働かなくても暮らして行けたらとか、就職しない生き方はないかということを考えたことがおありの人は少なくないのではないか。また、いずれ働かねばならないにしても、それを少しでも先延ばしにしたい。先の井上靖もそういう心境だったようだ。九大を中途でやめ、京大に移ったときのことを、次のように回想している。「特に勉強したいと思うものもなかったが、京都という土地にも魅力があったし、親のすねをかじる年限をふやし、社会へ出るのを更に三年ほど向うへ押しやることにも魅力があった」（前掲書）と。

恋愛が面倒くさい

2015年、リクルートブライダル総研が行った調査「恋愛・婚活・結婚調査2015」によると、独身の二十代男性のうち、現在恋人がいないだけでなく、これまで異性と付き合ったことがないと答えた人が、四一・九％にも上った。

また、CNNがニュースに取り上げたことで話題になった厚生労働省の調査（平成二六年度「結婚・家族形成に関する意識調査」報告書）によると、現在交際相手のいない二十代の人のおよそ四割が「恋人が欲しくない」と答え、その理由として半数近くの人が、「恋愛が面倒」と感じているという。第14回出生動向基本調査では、三十代の未婚の男女のうち、およそ四人に一人がセックスの経験がないという結果が示されている。

草食系という言葉が使われ出して久しいが、もっとも生殖能力の高い世代においてさえ、異性との交際や肉体関係をもつことに、あまり積極的でない人たちが、小さくない割合を占めるようになっている。

先のリクルートブライダル総研の調査によると、恋人がいない人ほど、告白した回数が少ない傾向があることも認められている。下手な鉄砲も数打ちゃ当たるではないが、撃つのをためらっていたのでは、当たりようがないということになろうか。面倒くさがりの人は、恋人とも縁遠くなりやすいということだ。

同社の行ったこれまでの調査でも、恋人がいる人の方が、恋人がほしいものの、いない人に比べて、積極的にアプローチする傾向がみられている。異性と交際したことがない人が増えているのも、自分からアプローチするのを面倒くさく思う人が増えている結果なのだろうか。

この中には、性的なことに関心も欲求も乏しい人もいるかもしれないが、多くの場合は、関心や欲求はあるものの、不快な面や煩わしさのことを考えると、「やめておこうか」と思ってしまう人たちではないだろうか。

結婚したのに、セックスをしない夫婦が増えていることも指摘されている。

その一方で、インターネットを介した性産業は花盛りである。現実の恋人やパートナーとセックスする代わりに、ネットサイトの覗《のぞ》き部屋や動画サイトで性欲処理をしてしまう方が、むしろ面倒くさくないと感じている人も少なくない。直接的な関係よりも、画面越しやネット越しの関係の方が、安心できる人が増えているのだろうか。

家庭や子どもをもつのが面倒くさい

結婚がどんどん遅くなるということは、見方を変えれば、結婚がどんどん面倒くさくなるということでもあるだろう。

日本でも、この二十年で、平均結婚年齢が三、四歳上がり、結婚しない人の割合も倍増する勢いだ。こうした傾向は、日本に限らず、出生率が比較的高いアメリカでも認められている。アメリカ人口統計局のデータによると、一九七〇年には、四〇〜四四歳男性のうち、一度も結婚したことがない人の割合は、わずか四・九％だった。ところが、二〇一〇年の時点では、二〇・四％と四倍に増えている。女性でも、六・三％から一三・八％と倍増している。

日本の非婚化の要因として、しばしば経済的な要因がもち出されるが、一人当たりのGDPが日本の十分の一にも満たず、多くの人が貧困ライン以下で暮らしているバングラデシュやネパールで高い婚姻率を保っているところから考えると、経済的要因だけで説明することは不可能だろう。

原因はともかく、多くの人が、結婚するのが面倒くさくなっているのである。

実際、身近で見ても、何年も付き合っているのに、一向にゴールインしないカップルは少なくない。どちらか一方が、結婚して落ち着きたいと思っていても、相手が乗り気薄で、ずるずる時間だけがたってしまうということも多い。

どうでもいい話をしていたときには、楽しく会話が盛り上がっていたのに、結婚や子どもの話をすると、急に口数が減り、面倒くさそうにするということも、よくある話だ。

愛する人と家庭を築き、子どもも育てたいと思っている人は、相手の反応に戸惑う。本当に愛してくれているのか、不安になる。

「そんなに急がなくても」「今は、もっとやりたいことがある」「経済的に無理だ」と、それらしい理由を並べるが、それが、何年も続くと、逃げ口上でしかないことを思い知らされる。先に進むことを諦めて、一緒に今を楽しむか、別れて新しいパートナーを探すかという選択を迫られる。ときには、待ち続けているうちに、女性の方が妊娠適齢期を過ぎてしまうこともある。

しかし、その人の側からすると、結婚して家庭に縛り付けられることは、重すぎる荷物を背負わされるようで、とても怖いのだ。もう逃げられないという事態に自分を追い込んでしまうことで、生き埋めにされるような本能的な恐怖を覚えるのだ。

しかも、子どもまでもつとなると、その責任の重さに押しつぶされそうになる。自分自身もまだ子どものように感じているのに、子どもを育てることなんか、絶対できないと思ってしまう。

中でも耐えられないのは、子どもが泣くということだ。理性も言葉も通じない相手に、どう対処したらいいのか、見当もつかない。

人に頼るのが面倒くさい

社会で生きていく上で、重要なスキルの一つは、人に頼ったり、助けを求めたりするということだ。ところが、何事も面倒くさい人にとって、人に頼るのはひときわ面倒くさい。人に助けを求めることは、自分でやる以上に、面倒だと感じてしまう。人に頼ったり相談したりするためには、人と顔を合わせて話をしなければならない。まず、それが面倒くさい。さらに、自分の弱みをさらけ出し、内情を話さないといけない。これがまた、面倒くさい。

というのも、生きるのが面倒くさい人は、他人はどうせ自分なんか助けたくないと思ってしまうのだ。厭な顔をされて、他を当たってくれと、すげなく断られるのが関の山だと思ってしまう。それなら、最初から助けなど求めない方がいい。

路上生活者になった人には、人に相談したり福祉の手続きをしたりするのが、とても面倒なことに思えて、そんな面倒なことをするくらいなら、路上生活で我慢するといったケースが少なくない。通常の感覚では理解できないかもしれないが、それくらい人に頼ったり相談したりすることが、煩わしいと感じてしまう人もいるのだ。

多くの人は、路上生活に陥るほど、面倒くさがりではないだろうが、それでも肝心なことほど人に相談できないという人は多い。相手が煩わしそうにするのではないかと思い、またみっともない内情を知られて恥をかくのではと恐れ、それなら自分で何とかしようとする。それで、大抵は事態をもっとこじらせることになる。

生きるのが面倒くさい

何事も面倒くさい人にとって、この世は、面倒くさいことだらけである。生きることは喜びや楽しさよりも、心配や煩わしさに満ちている。何かしようと思えば、人の好意や親切にもすがらなければならないが、たとえ相手がこちらの言い分を聞き入れてくれるにしろ、本当にそうしてくれるのか、やきもきしなければならない。ましてや、相手が約束を破ったり、理不尽なことをしてきたりすれば、もう苦痛は耐えがたいものになる。悪いことばかりが起こるように思い、自分はひどい目にばかり遭っていると感じてしまう。

またうまくいかないことが起きるのではないか、最後の最後に悪いことが起きて、すべてが台なしになってしまうのではないかと、悪い想像や心配ばかりを膨らませてしまう。

生きることは楽しいことというよりも、苦痛に耐え、面倒ごとや危険から逃れるのが精いっぱいの、不愉快な苦役になってしまう。

かといって、死ぬのも怖いし、痛くて、苦しむかもしれない。それもいやなので、仕方なく生きているという消極的な生き方になってしまう。その無意味さや不安を忘れるために、神経を麻痺《まひ》させる行為に逃げ続けている場合もある。


本来は楽しみであったはずの営みさえも、面倒で、負担に感じられ、ついやらずに済ませられたらと考えてしまう。責任や負担が少しでも増えると重荷に感じ、すべてを投げ出して逃げてしまいたくなる。実際に、面倒なことからは目をそむけ、見ないようにして暮らしていることもある。内心でやってみたい気持ちもあるのだが、いざやるとなると一歩踏み出せない。前途有望な若者なのに、まるで老い先短い老人のように、守りに入った生き方をしてしまう。

そんな傾向を示す人が、増えているのである。不登校やひきこもりの増加、非婚率の増加や恋愛をしない若者、セックスレスのカップルの増加には、さまざまな要因がかかわっていて単純に論じることはできないが、社会との接触や責任が増えることに対して、負担を感じ、なにもかも面倒くさく思えて、そこから逃れようとする一面もかかわっている。

それは、多くの人が感じたことがあるのではないだろうか。
こうした面倒くさい人の心の根底で、一体何が起きているのだろうか。

第二章　回避性パーソナリティ障害とは

「面倒くさい」の根底にあるのは

第一章でみたように、われわれはさまざまな形の「面倒くさい」を抱えやすくなっている。面倒くさくない人にとっては、どうしてそれくらいのことがと思うようなことさえも、人間をやめたくなるほど、負担で仕方がないと感じられてしまう。

そんな人が、ごくわずかだけいるというのなら、それはその人だけの問題で片づけられるのだが、「面倒くさい」状態に取りつかれた人が、何十万人、いや何百万人、ことによったら何千万人もいるかもしれないとなると、これはその人が怠け者だとか、やる気がないだけだなどといって片づけられなくなる。

この「面倒くさい」状態を、精神医学的に診断した場合、一つは、うつ状態ではないかという可能性が浮かび上がる。だが、実際に、この状態の人に接してみればわかることだが、学校や仕事に行けなくなって、気分が落ち込んでいるとか、食事や睡眠がとれなくなっているというケースもあるものの、面倒くさい傾向は、そんなふうになる前から始まっていて、うつが先というよりも、面倒くさい傾向の方が先ということが多い。面倒くさいことを避けてきた結果、事態が悪化して、切羽詰まった末に、うつになったというのが現状に近いのである。

ちなみに、うつ病になりやすい典型的な気質《きしつ》としてしられるメランコリー親和型気質は、真面目で、誠実で、責任感が強く、手が抜けないタイプで、「面倒くさい」が口癖のタイプとは、対照的とも言える。また、波のあるタイプのうつの場合は、循環気質といって、元々朗らかで、社交的で、活動的な人が多く、こちらも、年中面倒くさがっているタイプとは、本質的に違っている。

とすると、問題をうつとして捉えても、影法師をつかまえるようなものだ。

では、うつ状態でもないのに、「面倒くさい」という場合、どういうことが起きているのだろうか。しかも、そうした状態が慢性的に続くことも念頭におかねばならない。

浮かび上がる三つのファクター

そうした中で、今日よく出会うものとして、浮かび上がってくるのが、次に述べる三つのファクターの関与である。

一つは、完璧で理想的な自分や華々しい人生を望み、それ以外の不完全な自分や平凡な人生なら、生きるに値しないと考えてしまう傾向だ。完璧な理想にとらわれ、自分が特別でなければ満足できない傾向は、「自己愛性」と呼ばれる。つまり、自己愛性が強まった状態では、現実が意のままにならないとき、すべてのことが無意味で、面倒に思えて、せっかくの能力や才能を生かすこともなく、無為に暮らす場合もある。求めるレベルが高すぎるため、手近なところで自分をほどほどに生かすということでは満足できない。華々しいこと以外は、面倒くさく感じてしまうのだ。

もう一つは、生まれてきたことや自分が存在すること自体に意味や価値を見出すことができず、虚《むな》しさや絶望に陥ってしまう傾向だ。自己否定を抱え、自分は誰からも愛されないと思い、自己破壊的な行動をとってしまう傾向は、「境界性」と呼ばれるが、境界性が強まった状態では、能力やチャンスや成功に恵まれている場合でさえ、空虚感や生きることへの違和感がぬぐえず、何もかもが面倒になり投げ出してしまいたくなる。

自己愛性や境界性も、非常に現代的な問題であるが、もう一つ急増しているものがある。それは、生きることに伴う苦痛や面倒ごとから逃れようとする傾向で、もっとも本来的な意味で、「面倒くさい」心理が病理の根本にある状態だ。人の世の煩わしさから逃れたいという願望をもち、現実の課題を避けようとする傾向を「回避性」という。自己愛性や境界性については、論じられることも多いが、まだ十分知られていないのが回避性の問題である。

生きるのが面倒くさい状態を考える場合、死んでしまいたいというほど切羽詰まってはいないが、せっかくの人生を、生きながら降りてしまっているような生き方をしてしまう。実際、そういう人が増えている。まさにそうした状態と関係が深いのも、回避性である。本書で中心的に取り上げるのも、回避性が強まった「回避性パーソナリティ障害」という状態についてである。

回避性パーソナリティ障害は、自分への自信のなさや人から馬鹿にされるのではないかという恐れのために、社会とかかわることや親密な対人関係を避けることを特徴とする状態である。

回避性パーソナリティ障害の診断基準

二〇一三年にお目見えしたアメリカ精神医学会の新たな診断基準DSM－5では、これまで使われてきたDSM－Ⅳの診断基準が、基本的にそのまま使われている。ただし、後で述べるように、新たな診断基準も代替案として提案されているが、まだ十分練られたものとはいえず、途上のものであるため、まずは、一般的に流布《るふ》している従来の基準に沿って説明したうえで、提案されている試案についてもみていこう。

ＤＳＭ－Ⅳ及びＤＳＭ－５における回避性パーソナリティ障害の診断基準は、次ページに掲げるとおり、七つの診断項目のうち四項目以上当てはまることが要件となっている。これ以外に、診断のためには、パーソナリティ障害の全般的診断基準を満たすことが必要になる。パーソナリティ障害の全般的診断基準としては、①その人の考え方、感じ方、対人関係のもち方、行動の仕方（これらは、パーソナリティ・スタイルとも呼ばれる）が、その人の所属する文化から著しく偏っていること、②パーソナリティ・スタイルが柔軟性を欠き、プライベートな生活だけでなく社会生活全般にも浸透していること、③そのため、実際の生活に著しい支障や苦痛を生じていること、④青年期または成人期早期より始まり、持続していること、⑤ほかの精神疾患や薬物、身体的疾患などの影響では説明できないこと、が挙げられている。

ＤＳＭのような操作的な診断基準の問題点は、四項目以上に該当すれば、「障害」として診断し、三項目しか該当しなければ、「健常」とみなすという機械的な処理のもつ限界である。三項目と四項目の違いは紙一重でしかない。それで、障害か健常かを区分けされたら、たまったものではない。障害か健常かという区別にこだわるよりも、むしろ、一つの傾向、特性をもった状態として理解した方がよいだろう。そのため、本書では、これ以降、重度の状態を指す場合以外、回避性パーソナリティ障害という言い方はせずに、「回避性パーソナリティ」または「回避性」という用語を用いたい。こちらは、健常に近いレベルも、支障が大きいレベルも含んだ言い方である。

診断基準

社会的抑制、不全感、および否定的評価に対する過敏性の広範な様式で、成人期早期までに始まり、種々の状況で明らかになる。以下のうち4つ（またはそれ以上）によって示される。

（1）批判、非難、または拒絶に対する恐怖のために、重要な対人接触のある職業的活動を避ける。
（2）好かれていると確信できなければ、人と関係をもちたがらない。
（3）恥をかかされる、または嘲笑されることを恐れるために、親密な関係の中でも遠慮を示す。

（4）社会的な状況では、批判される、または拒絶されることに心がとらわれている。
（5）不全感のために、新しい対人関係状況で抑制が起こる。
（6）自分は社会的に不適切である、人間として長所がない、または他の人より劣っていると思っている。
（7）恥ずかしいことになるかもしれないという理由で、個人的な危険をおかすこと、または何か新しい活動にとりかかることに、異常なほど引っ込み思案である。
（日本精神神経学会監修　高橋三郎他訳『ＤＳＭ－５　精神疾患の診断・統計マニュアル』［２０１４］より引用）

では、各診断基準の項目に沿って、回避性パーソナリティの特徴をみていくこととしよう。説明を進めていくにあたっては、ＤＳＭ－Ⅳの診断基準だけでなく、ＤＳＭ－５の新たな診断基準の試案で、整理、改良された部分も取り入れて、回避性パーソナリティの全体像が把握しやすいように工夫してみた。

他人の批判や拒否に敏感

まず、第一の大きな特徴は、対人関係においてとても傷つきやすく、特に、拒否されたり、否定的なことを言われたりすることにきわめて過敏だということだ。そのことをいつも気にしていて、ちょっとでもそうした兆候が見られると、一気にナーバスになり、気持ちが下がり、落ち込んでしまう。相手に悪意がなくても、冗談のつもりで言った言葉にも、馬鹿にされたように感じて深く傷ついてしまう。

回避性の人が、対人関係や社交の場を避けてしまう最大の要因は、この点にあると言っていいだろう。

過敏になってしまうのには、一方では、他人に認められたい、評価されたいという気持ちをもっているということがあり、その一方では、自分に自信がもてず、また否定的なことを言われるのではないかと恐れているという、二つの矛盾する思いが同居しているためでもある。

この事態を、ある男性は、こう表現した。「プライドは高いけど、自信がない」と。

回避性の人は、本音を言ったり、内面をさらけ出したりすることを避けようとする。きれいごとや建前だけで済ませようとし、厄介な問題にまで深入りしようとはしない。自分の弱点や困っていることも言いたがらない。こうした傾向も、他人の批判や拒否に敏感なためだと言える。自分の弱みを見せることに、ブレーキがかかってしまうのだ。

ただ、傷つきやすいというだけでは、診断されるレベルではないとされる。実際に、社会的活動を避けてしまっているかどうかが、障害レベルの問題かどうかを見分けるポイントとなる。その場合の注目点として、診断基準にあるように、対人接触や交渉、顧客との付き合いなどが重要性をもつ職業を避けているかどうかが挙げられる。

接客や電話応対を、できれば避けようとするとか、そうした業務が多い仕事は避けてきたという場合に、当てはまることになる。

親密な関係になるのに臆病

拒否されたり馬鹿にされたりすることを恐れる気持ちは、回避性のもう一つの大きな特徴をもたらす。他者と親密になることに極めて臆病だということだ。

人と親しくなろうと思えば、腹を割るというプロセスが必要になる。自分の本心や内面を少しも見せない人に対しては、親しみを覚えにくい。回避性の人は、他人にどう思われるかが不安で、自分の心のうちや体験したことを話そうとしないので、相手からすると、よそよそしく距離があると感じられてしまう。相手が親しみをもって接近してきた場合も、戸惑いや不安を感じて、そっけない反応を示してしまうことが多い。その結果、最初は好意や関心を寄せていた相手も、自分のことをスルーされたとか、拒絶されたと感じて、立ち去ってしまう。

ところが、自分が作っている壁には意識が向かないので、その人には、相手が去っていったという結果しか見えない。やはり人は自分のような者には、関心を向けず、立ち去っていくのだと、自分の確信を裏付けられたように思ってしまう。

ただ、回避性の人も、まったく社交をしないとか、交際や結婚をしないというわけではない。最初のとっかかりの部分で臆病であるが、他人とのかかわりを本当は求めているので、その部分だけクリアしてしまうと、気の置けない関係になることも、親密な関係を築いていくこともできる。ことに最初のとっかかりが、一番の関門だとも言える。

ではどういう場合において、回避性の人も親密な関係をもてるのだろうか。それは、相手が明らかに自分に対して、関心や好意を示して、しかも、熱心に、何度も接近してくれたときだけである。好意や関心が、あまりにも明白で、自分が熱望されていると確信がもててはじめて、拒否されることや、「勘違いして」と笑われることはないと得心がいき、重い腰を上げられるのだ。この点が、診断基準の一項目として採り入れられているのである。

したがって、回避性の人の懐に入り込むために必要なことの一つは、拒否にもめげない熱意と粘り強さである。一度や二度話しかけて、ちっとも気がない反応しか返ってこなくても、悪い兆候と思う必要はない。そんなことには関係なく、四度、五度とアプローチしているうちに、段々まともな返事が返ってくるようになる。

交際したり結婚したりするケースも、回避性の場合には、自分から接近し、ゴールインに至るというケースは稀《まれ》だ。相手から言ってくれるのを、心ひそかに期待しながら、待ち続けるというのが、このタイプの基本戦略だ。しかも、一度くらいアプローチしても、本心を言わないこともある。めげずに何度もアプローチすることが必要になってくる。

したがって、回避性の人の恋愛では、勝負に暇がかかるうえに、勝負がつかないままということも多い。ふられて傷つくというリスクも少ない代わりに、恋が成就するという機会も限られてしまう。

幸運な場合には、仲立ちとなる人物が、相手も好意をもっていることを教えてくれて、それで何とか安心して、交際を申し込むという流れになる場合もある。

また、まったく想定外の人からアプローチされた場合、最初は戸惑いと拒否感が生じるのだが、しかし、拒否される恐れがないことは明らかだ。図々《ずうずう》しい相手が、何度でも押しかけてきて、一方的な親密さで接近してきたりすると、もはや傷つかないために距離をとるという戦略が意味を失うことになる。拒否するのも次第に面倒になって、いつのまにか受け入れてしまうということも起きる。

こういう積極派の異性のアプローチに、いつのまにか巻き込まれて、気がついたら、一緒になっているというパターンも、このタイプには多いものである。

『美女と野獣』という物語がある。野獣は、自分のことが醜く、誰からも愛されないと思っていて、館《やかた》にひきこもって孤独に暮らしている。自分に自信がなく、世間を避けて暮らしている野獣の生き方は、回避性パーソナリティ障害の人の信念やライフスタイルに似ていると言える。

そこに、人を疑うことを知らない可憐《かれん》な少女が迷い込んでくる。美しい闖入《ちんにゅうしゃ》者は、ひきこもって対人関係をシャットアウトするという野獣の回避戦略を破綻させてしまう。いつのまにか、美女は、野獣の心に住み始めるようになる。

親しい関係でも自分をさらけ出せない

回避性の人では、親しくなるまでにかなりハードルが高いのだが、一旦親しくなれば、それなりに人付き合いをしたり、恋愛をしたり、家庭をもって子育てをしたりすることもできる。ただ、まったく支障や困難がないというわけにはいかない。

人と接触することに苦手意識があり、負担を感じてしまうため、近所付き合いや親戚付き合いにも消極的になりがちだし、母親になればなったで、ママ友との交際が苦手という人も多い。

ただ、そういう社交的な部分だけでなく、もっとも安心していいはずの親友や恋人、パートナーとの関係においても、距離が残ってしまいがちだ。自分の気持ちを言ったり、表現したりすることは、抑えてしまいがちだ。相手の意向に逆らうと嫌われるのではないかといった恐れが、自己主張することにブレーキをかけてしまうことも多いし、自分の考えや気持ちなど、どうせとるに足りないもので、相手に聞いてもらうほどの価値はないと思って、口に出さないまま呑み込んでしまうことも多い。いずれにしろ遠慮しすぎてしまうのだ。言えない思いが、いつのまにかたまりにたまって、限界を迎えてしまうこともある。

それが体や心の問題となって表れて初めて、我慢しすぎていたことに気づくこともある。

もう何年も付き合っている親友なのに、本当に困ったことや本音の部分は決して言わないというケースも多い。相手にそんなことを言って厭な思いをさせては悪いと遠慮してしまう部分もあれば、どうせ言ってもわかってはもらえないだろうとか、自分のことを鬱陶しく思うかもしれないと考えて、言わない場合もある。相手は、それを水くさいと感じ、物足りなく思っていることも多い。

恋人や配偶者に対してさえ、肝心なことほど言えなかったりする。一人で抱え込み、悩んでしまうのだ。表では、何事もないようにふるまおうとする。言うと大ごとにされそうで、逃げ場がなくなると感じて、言うのを避けている面もある。事を荒立てないようにと、問題に向き合うことを避けてしまうのだ。

自分をさらけ出せないのには、回避性の人に特徴的な強い恥の感情も関係している。このタイプの人は、自分の存在自体を、どこか恥ずべきものとみなし、そんなものは、誰も愛するはずも、受け入れるはずもないと思っている。恥の感情が強いため、自分の肉体や内面をさらけ出すことに強い抵抗をもつ。不完全で、無価値な自分の生の姿や内面など、もっとも恥ずかしく、誰もが目をそむけたくなるものに違いないと思っている。

回避性の人が肉体をさらけ出すような行為を好まない要因の一つは、その点にあると考えられる。プロポーションや容姿が十分人並み以上であっても、水着になったり、肌を見せたりすることに抵抗を覚える場合もある。ましてや、一糸まとわない姿をさらけ出し、陰部まで相手の目にさらし、じかに触られる行為であるセックスには、強い抵抗を覚えやすい。

周囲の目や他人の評価を気にしすぎる

最初に述べた項目と重なるが、回避性の人は他人の批判や拒否に極めて敏感である。少しでも悪く思われていないか、嫌われていないか、拒否されていないかが気になってしまう。そこまで、人がどう思うか気にしなくてもいいと思うような場面でも、過度に気にしてしまう。人前に出なければならないようなときには、そのことばかり考えてしまう。人と会ったりすると、相手にどう思われたのか、ずっと考えてしまう。自分の言った言葉や相手の反応を逐一思い出して、それを何度も反芻《はんすう》し、やっぱりまずかった、あんなことを言わなければよかったとか、変に思われたに違いないとか考え続けてしまうのだ。

回避性の人が、人に会うのが億劫《おっくう》になってしまう要因として、人見知りが強く、会うと緊張し、うまく喋れないということもあるが、会った後まで、そのときのことを引きずり続け、気持ちが動揺し、すっかり疲れてしまうということもある。いずれにしろ、このタイプの人にとって、人に会うことは、事前の心の準備から、後々の影響まで含めて、他のタイプの人からは想像できないくらい大仕事なのである。

ＤＳＭ－Ⅳ以来の診断基準には、他人の評価へのとらわれという点が重視され、一項目として取り上げられているが、ＤＳＭ－５の代替案では整理されて、他者の批判や拒否への過敏性の項目にまとめられている。

自分は人に好かれるはずがない

実際のコミュニケーション能力が決して劣っていない場合でも、対人関係に対する苦手意識や自信のなさを伴っていることが非常に多い。人とうまくやっていけるはずがないと、決めてしまっているのだ。そして、その根拠は自分が他人から好かれるはずがないという思い込みによる。

先に登場した作家の井上靖は、新聞社に就職した頃の自分を振り返って、次のように述べている。「私は自分が決して人に快感を与えることのない人間であるということを固く信じていたので、そうしたために人に助力を仰ぐような場合は、それを交渉する前にすでに不成功を予想したものだった」（「私の自己形成史」『幼き日のこと・青春放浪』所収）と。

実際には、新聞記者として多くの人と会い、出会った人から気に入られることもあったのだが、自分の対人関係能力について、厳しい見方をしてしまうのだ。

逆に、他のタイプの人、たとえば自己愛性パーソナリティの人の場合では、双方向のコミュニケーションにあきらかに問題があっても、本人は人付き合いやコミュニケーションが苦手だとは、まったく自覚していない。一方的に自分から喋るのをコミュニケーションと思っていて、むしろ話をするのは得意だと思っている場合もある。その点で、対人関係に対する苦手意識が、実際以上に強いということは、回避性を疑う一つの注目点と考えてよいだろう。

この関連で混乱しやすいのは、自閉症スペクトラムとの関係だろう。自閉症スペクトラムは、相互的なコミュニケーションや情緒的な交流の困難、同じ行動パターンへの固執、狭く限られた関心、感覚の過敏性などを特徴とする発達に課題をかかえた状態の一つで、対人関係に支障を生じやすいという点では、回避性パーソナリティとも重なる場合がある。

ただ、自閉症スペクトラムがベースにあっても、回避性の傾向はあまりなく、自己愛性が強いケースやそれ以外のタイプもある。自閉症スペクトラムではなくても、後天的な要因によって回避性が強まることも少なくない。自閉症スペクトラムは、回避性パーソナリティの一つの要因にはなるが、それ以上ではない。

診断基準の五番目にある「不全感のため、新しい対人関係状況で制止が起こる」という項目は、この後で述べる社会的不適切感や劣等感の強さといった自己評価の低さと同語反復的な内容だともいえ、DSM-5の試案では該当する項目がなくなっている。

自己評価が低く、取り柄のない人間だと思う

回避性パーソナリティの人の大きな特徴は、自分をとても低くみなしてしまうということだ。このタイプの人では、どんなに優れた点をもっていて、実績を上げている場合にも、自分は無能で、魅力に欠けた、不完全な人間だと思っている。この確信は非常に強く、いくら成功しようとも、いくら人から認められ、愛されようとも、なかなか薄らがない。まして や、不運なことが続いたり、自分の自信を打ち砕かれるような否定的な体験をしたりすると、その確信は、さらに強まり、びくともしないものとなる。ことに回避性を疑うポイントは、実際以上に自分の価値を低くみなし、卑下しすぎてしまうという点である。つ

まり、失敗しているときだけでなく、成功しているさなかにあっても、自分の能力を低くみなし、その成功も疑わしいと考えてしまう。通常ならば自信をもっていい状況でも、自分はダメだと感じてしまい、根拠のない劣等感にさいなまれる。

この点は、回避性が障害レベルの問題かどうかを見極めるうえでも重要だし、回復してきたかどうかのバロメーターとしても重要だ。劣等感に取りつかれ、現状よりもはるかに悪く自分を思い込み、自己卑下しすぎていたような人も、回復するにつれ、その傾向が薄らぎ、自分を過度に悪く言うことがなくなっていく。

目的実現や新たなチャレンジに消極的である

行動をする際に目指す方向にも、大きな特徴がある。通常、目標を設定する場合には、現状よりも少し上のレベルを目標として掲げるのが普通だ。今、英語のテストで、五割しかとれないとしても、六割とか七割を目標にするだろう。それに向かって努力するわけなので、目標は現状よりも高くないと、目標の意味がないはずだ。

ところが、回避性の人では、この常識が通用しない。このタイプの人は、現状よりも、目標を低く設定しようとする。いま五割とれる実力があるのなら、本番では四割をとるのがやっとだと考えるのだ。回避性の人は、今後の伸びしろといった楽観的な予想ではなく、むしろ本番の試験になれば、緊張して力が発揮できないかもしれないとか、自分の知らない問題が出て、失敗してしまうかもしれないというマイナス要因の方を重視し、極めて慎重な予想を立ててしまう。

しかし、それでは、本来の目標でなくなってしまう。

ある男子生徒が大学に入るに際して、コース選択を迫られた。この生徒は、パソコンが得意で、プログラミングの知識もそれなりにもっていた。ところが、自己評価が低く、自分のパソコンの知識など、もっと詳しい人に比べたら、何も知らないのと変わらないと、厳しい見方をした。その結果、パソコンやプログラミングの基礎知識が備わっている人向けの上級コースではなく、初心者を対象にした基礎コースを選択した。

ところがふたを開けてみると、基礎コースの内容は、その生徒には簡単過ぎ、知っていることばかりであった。上級コースでも、その生徒ならば十分ついていけるどころか、余裕をもって通用したのである。結局、その生徒は、パソコンの授業に関して、ほとんど無意味な時間を二年間も過ごさねばならなかったのだが、彼は、そのことをちょっぴり物足りなく思う以上に、自分が難なくこなせるという事態を、むしろ歓迎したのである。

たとえば、三回模擬試験を受けて、一度はA判定だったが、後の二回は、B判定とC判定だったとする。特別な自信家でなくても、並の自信をもっていれば、普通は、大丈夫だと思う。ところが、回避性の人は、一番悪かったC判定の方に注目してしまう。C判定なら、不合格になる可能性が半分くらいある。そんな危ない賭けをするくらいなら、志望校のレベルを下げて、確実に通りたいと思う。

異性から明らかに好意を寄せられていても、それを真に受けて、デートを申し込んだりしたら、とんだ赤恥をかくことにはならないかと、心配してしまう。こちらも気に入っている相手から交際を申し込まれても、付き合うことから得られる楽しさよりも、もしうまくいかなくなったらどうしようとか、嫌われてしまったらどうしようとか、いろいろ気をつかわなければならない大変さとか、失敗や煩わしさの可能性の方にばかり目が向いてしまい、厭な思いをするくらいなら、最初からやめておこうかと思い、二の足を踏んでしまう。

回避性の人の慎重すぎる戦略は、人生を拡大発展させていくよりも、縮小させてしまいがちだ。リスクを避けようと思うと、チャレンジすることは、失敗の危険があるので、現状維持を旨として、危険は冒さないという方向になりがちだ。

ＤＳＭ－Ⅳ以来の診断基準では、こうした消極的な戦略になる要因として、失敗すれば恥ずかしいことになるかもしれないという恐れを重視していた。ただ、実際のケースでは、恥をかく不安というよりも、失敗して傷つくことへの恐れや、難しいチャレンジによって負担が増えることへの警戒感などが、かかわっていることも多い。

実際、新たに出たＤＳＭ－５の代替案では、恥をかくことへの不安のためにという部分は強調されず、目的遂行への努力や新たなチャレンジを避けようとすること自体が重視されている。

シゾイドパーソナリティ

ＤＳＭ－５の代替案にも一部触れながら、ＤＳＭ－Ⅳ以来の診断基準に沿って、回避性パーソナリティの特徴を見てきた。ＤＳＭ－５の代替案では、他にも変更されたところがあり、それについても述べておく必要があるだろう。大きな変更点として、ＤＳＭ－５の代替案では、シゾイドパーソナリティ障害という診断カテゴリーがなくなった関係で、その一部が、回避性パーソナリティ障害に併合されたことだ。その結果、新たに提案された診断基準では、その適用範囲が広がるというよりも、シゾイドパーソナリティ障害の基準をある程度満たさないと、診断には至らず、その意味で、診断のハードルが上がる結果となっている。

シゾイドパーソナリティ障害とは、対人関係をもつことに喜びや関心が少なく、孤独なライフスタイルを好むタイプである。本当は親しい関係を求めているが、拒絶される恐れのため近寄ることができない回避性とは本質的な違いがあるとも言えるのだが、このタイプも、DSM－5の代替案では、おおむね回避性に入れられることになる。と言うのも、外から観察する限り、両者を見分けることは難しく、また本当は親密な関係を求めているのかどうか、本人もわからないことも多く、両者をわざわざ分ける必要性はないと考える人が少なからずいるからだ。

ただ、新たな診断基準が正式に採用されるには至らず、代替案にとどまっていることにも示されるように、まだ異論が多く、従来の分類の方がよいと考えている人も少なくないのが現状である。

シゾイドパーソナリティ障害も含められるようになったことで、代替案ではすでに述べた以外の点でも、診断基準が変わっている。重要な変更点についてみていこう。

DSM－5の代替案では、パーソナリティの機能的特性と、病理的特性に分け、回避性パーソナリティ障害について、次のような特徴を挙げている。

(1) 機能的特性

①社会的な不適切感、魅力のなさ、劣等感と結びついた自己評価の低さや強い恥の感情がみられる
②目的を追求することやリスクをとること、新しい活動をすることに消極的で、行動の基準が慎重すぎる
③他人から非難や批評、拒否を受けないかという心配にとらわれている
④拒絶される恐れがないと確信できないと他者とかかわりをもてない

機能的特性として挙げられている四項目は、DSM-Ⅳ以来の診断基準に沿った内容となっている。このうち二項目以上該当することを診断の要件としている。

大きな違いが認められるのは、もう一つの病理的特性である。

(2) 病理的特性

①心配性：人と接する状況や過去の不快な体験、将来起きるかもしれない悪い可能性について過度に心配したり、神経質に緊張したり、パニックになりやすい

②ひきこもり：社会的場面で寡黙《かもく》であったり、対人的接触や社交を避けたり、自分から対人関係をもとうとしない

③無快感症：人生の体験から得られる楽しみが乏しく、そうした活動に加わろうとせず、そうする意欲にも欠ける。物事に喜びや関心を感じる能力が欠如している

④親密さの回避：親密な関係や恋愛、人に愛着することや、性的な関係をもつことを避ける

これらの項目は、従来の回避性の診断基準にはないものであるが、このうち、①、②、④については、回避性にともなう病理や問題点として言われてきたことである。問題は、③である。無快感症というのは、シゾイドパーソナリティ障害の特徴とされてきたが、回避性については、そうではないとされてきた点である。

対人関係をもつことに喜びがなく、そもそも求めていないのか、それとも、本当は求め

ているものの、気疲れや不安が強いために、安心してかかわりがもてず、結果的に親密な関係に至らないのかという点は、非常に重要な違いだと言える。ところが、先にも触れたとおり、DSM－5の代替案では、両者を一緒にして扱おうとしている。この点については異論も多い。

この四項目のうち、①は必須であり、残りの三項目のうち二項目以上が当てはまる必要がある。③が該当しなくても、一応診断できるようになっているわけだが、今後、何らかの修正が加えられるかもしれない。

各項目について、もう少し詳しく掘り下げてみよう。

悪いできごとや可能性ばかりを心配する

回避性の中心的な病理として、代替案で打ち出されているのが、心配性で、ネガティブな点ばかりを考えてしまい、不安が強いということである。代替案では、これを必須の要件に据えている。

ただ、ここにも異論があるだろう。回避性のタイプの中には、問題に向き合うことをうまく避けて、不安や心配が忍び込まないように自分を守っているケースが少なくないからだ。上っ面な質問で、「何か困っていることや不安なことはないですか？」などと尋ねても、「何もない」「ふつう」という答えが返ってくるのが関の山かもしれない。

さらに心の奥に踏み込んでいけば、過度な不安や心配で動けなくなっている状況が見えてくるのだが、そこまでたどり着くのが一仕事という場合も少なくない。こうした表面的な診断基準を、字面だけで受け止めてしまうと、本当の意味で一番回避している人は、当てはまらないことになってしまう。

その意味で、この項目は、表に出ている行動や反応というよりも、その背後にある病理として理解する必要があろう。回避性の人の行動にブレーキをかけている病的思考として理解すれば、非常に重要な特性と言えるだろう。

先の「新たなチャレンジに消極的である」という項目でも触れたが、回避性の人は、良い可能性よりも悪い可能性の方を過大視し、自分で心配を膨らませ、どうせよくない結果に終わる、と物事を過度に悲観的にみてしまう。それが、また不安を強めるという悪循環を抱えている。自分では、わざわざ悪い方に考えてしまうという癖に気づいていない。可能性がある以上、心配するのは当然であり、希望的な観測で物事をいいように考えていると、裏切られたときに、よけいに傷ついてしまうと思うのだ。

このタイプの人が、悪い方向に物事を考えてしまう一つには、最悪のことを考えていれば、それ以上悪いことが起きてがっかりしたり、失望したりしないで済むという心理が働いている面もある。つまり、将来傷つくことを避けたいという気持ちが、悪い可能性の方を考えるという習慣にもつながっている。

だが、実際には、悪い可能性を考えることで、さらに不安になったり自信を無くしたり、消極的になって損をしたりしている。第三者から見れば、あまりにも損な生き方なのだが、本人はそのことに気づかない。

人との交わりを自分から求めない

必須要件ではないが、しばしばみられる特性として、対人関係や交際を避け、他の人なら人と接触して親しみを育むような場面でも、自分からは人と交わろうとしない。自分からは、という点が特徴的だと言える。義務感や職業的使命感から、交わりをもとうとすることもあるが、心から望んでそうしているわけではないので、どこか腰が引けていたり、気乗りしないところが透けて見えていたりする。相手も、儀礼的に応じはするが、無理をしていることが伝わってしまうことも多く、その場限りの表面的なかかわりで終わってしまうのが普通だ。

友達はそれなりにいるものの、本当に心を割って話したこともなく、ただ、共通の興味や関心を共有するだけで、その場が終われば、個人的に交流するわけでもないというケースも多い。一見すると、親しげにふるまっているが、実際には、誰一人本当の友人と言える人がいないという場合もある。

多くの場合には、顔を合わせたりすること自体が面倒なので、わざわざ労力を用いてまで、会いに行こうとはしない。相手からの誘いには応じても、自分から誘ったり、電話を掛けたり、訪問したりということはしないことが多く、相手は反応のなさにいらだったり、物足りなさを覚えたりしがちだ。相手が働きかけるのを止めてしまうと、急速に交流も途絶えてしまう。

生きることに喜びが薄い

回避性の診断基準に含めることには、異論があるところだが、人との接触を避けるタイプの人の少なくとも一部には、生活の体験から得られる喜び自体が希薄な傾向がみられる。こうした特性は無快感症と呼ばれる。特に他者との交わりといった社会的な関係から喜びを得られにくい状態を社会的無快感症というが、これがシゾイドパーソナリティの特徴とされてきた。社会的無快感症は、遺伝的特性によっても、乳幼児期からの養育要因によっても生じ得る。

このタイプの人では、社会的な体験だけでなく、あらゆる生活体験において、得られる快感が乏しい傾向がみられる。

積極的に人と交わったり、楽しみごとに熱中したりしないのは、そこから得られる喜びが乏しいためでもある。人と一緒に何かをしても、あまり楽しく感じないだけでなく、学業や仕事で何かを達成しても、周囲から賞賛されても、それほど喜びを感じない。エクササイズやスポーツ、セックスといった肉体的な活動から得られる喜びも希薄な傾向がある。そのため、快楽とされるような行為であっても、それほど熱中できない。

ことに社会的なストレスや緊張を伴うような行為となると、得られる喜びよりも、こうむる苦痛の方が大きくなってしまう。何事も面倒になりがちで、気力がわかないのは、喜びという報酬が乏しいためである。それゆえ、頑張ろうという気にもなれない。

第一章でも述べたが、同じように人とのかかわりを面倒くさいと感じる人にも二種類あり、そもそも人とのかかわりから得られる喜びが乏しいタイプと、人とのかかわり自体は楽しい面もあるが、気疲れや不安の方がもっと大きくて、かかわるのが面倒くさくなるというタイプである。前者が、シゾイドパーソナリティと呼ばれるタイプであり、後者が、本来の回避性パーソナリティだと言える。

昨今の傾向として、両者の境目が以前ほど明確でなくなっている気もする。人とのかかわりから得られる喜びが乏しい面と、かかわりをもちたいが拒絶されるのが怖い面の両方が同居しているケースも少なくない。人と接する機会が減り、喜びを感じる機会があまりにも不足してしまうと、喜びを感じる働き自体が衰えてしまう恐れもある。診断基準においてさえ、両者が一緒にされ始めたということ自体が、両者の区別がつきにくくなるほど、多くの人が、他者と気持ちや行動を共有することにあまり喜びを感じなくなってきているという変化を示しているのかもしれない。

親密な関係や性的な関係を避ける

回避性パーソナリティに伴いやすい問題として、もっとも距離の近い関係である恋愛や性的な関係を、避けてしまうことが挙げられる。恋人がいないのは、そのチャンスがなかったというよりも、それを心のどこかで、あまり歓迎しなかったからかもしれない。面と向かい、裸身や性器までもさらけだし、もつれあうような関係は、あまりにも逃げ場がなく、とても耐えられないように感じてしまうのだ。それでつい、そうした状況になりそうな場面を避けてしまい、その兆候が見られただけで、逃げ出したくなってしまう。

実際、昨今は若い人でも、恋愛を「面倒くさい」と感じる人は非常に多い。わくわくする面もある一方で、煩わしさの方が先に立ってしまうことも多い。

回避性の傾向をもつある女性は、意中の人から好意を告白され、恋人ができたとき、うれしいと思う反面、面倒だと感じるという。一人であれば、自由気ままにふるまえるが、付き合い始めると、相手のペースに合わせたり、我慢を強いられたりすることも増える。相手にどう思われるかを気にしたり、嫌われないか心配したり、体を触られたり求められたりする。本当は厭でも、相手を失望させないように、それらしくふるまわねばならないし、拒否したくても、拒めないときもある。そういうことを見越して、面倒だと感じるというのだ。

本来ならば、恋が始まるときの天にも昇るようなめくるめく喜びが、そんな煩わしさなど吹き飛ばしてしまうのだが、得られる喜びも薄いため、苦痛の方が大きく感じられて、恋愛さえも面倒くさいものにしてしまう。

争いや逃げ場のない環境がストレスに

診断基準では直接触れられていないが、それ以外にも、しばしば伴う症状や問題があるので、それらについて述べておきたいと思う。

(1) 対立や争い事を好まない

診断基準にはないものの、しばしばみられる特徴として、争いごとや感情的にぶつかるようなことを避けようとする傾向が挙げられる。不当な攻撃や非難であっても、やり返してさらに激しい争いになるくらいなら、引き下がって泣き寝入りする方を選ぶ。それで、それ以上の争いにエスカレートしない場合もあるが、相手によっては、物足りないと感じ、さらに言い募ってきたり、反撃しないのをいいことに、気分次第で言いたい放題に自分のストレスをぶつけてきたりする。ハラスメントやいじめの餌食にされてしまうこともある。

争いやもめ事になりそうな気配を感じただけで、自分から身を引いてしまうこともある。争って厭な思いをしてまで自分の権利を主張したいとは思わないのだ。そんなことをするくらいなら、自分の方が諦めればいいと考える。

当然主張していいことを、感情的な対立になるというだけで、もういいかと思ってしまう場合には、回避性の傾向を疑っていいだろう。

傷つけられた経験の影響もあるのだろうが、回避性パーソナリティの人は、強い感情が苦手である。怒りや悲しみのようなネガティブな感情は無論のこと、好意や親密さといったポジティブな感情であれ、あけっぴろげに向けられると居心地が悪く感じてしまう。

良い感情でも、気持ちが入りすぎる人は苦手だと感じていることが多い。このタイプの子どもは、熱血教師は実は苦手で、指導に熱が入るほど、学校に行くことが逆にしんどくなってしまう。

性的にも、いわゆる男性的、女性的な魅力がある人よりも、ボーイッシュな女性とか、中性的な男性とか、ホルモンが濃厚過ぎないタイプの方が好みであることが多い。そのことは、性的な要素が、喜びよりも負担になってしまうことと関係しているだろう。

(2) 逃げ場所を確保したがる

最後にもう一つ、どの診断基準にも書かれていないことだが、長年回避性の人にかかわってきて、一つの特徴だと感じているのは、このタイプの人にとって逃げ場のない状況が非常に大きなストレスとなるということだ。

いつもどこかに逃げ場所を求めるということが、人生そのものであることも多い。たとえば、就職していたとしても、今の仕事はその人にとっては仮の姿であり、実は他にもっとやりたいことがあるが、生活のために今の仕事をしているのだと思っている。だが、いつか自分の本当にやりたいことをしたいという希望をもつことで、それが心の逃げ場所となり、支えにもなっている。

どういう状況に置かれても、現実は、喜びよりも苦痛が大きい過酷なものとして感じられる。どうにか気持ちのバランスをとり、希望を失わないために、現実の生活とは別のところに、逃げ場所となるものをもとうとする。

逃げ場所は、読書であったり、ゲームであったり、アウトドアの活動だったり、ネットの友達だったり、ギャンブルや株式投資であったり、研究や創作であったりする。回避性の人の特徴は、その人の中で、本業よりも逃げ場所の方に生きがいや希望、救いを感じているということだ。

責任や負担がかかってくる場合にも、逃げ場所がない状況では急激に消耗してしまいやすい。逃げ場所があることで、耐性が上がる。つまり、回避性の人に仕事を頼む場合には、退路を断ちすぎ、責任を強調しすぎることは、逆効果になりやすいということだ。失敗は許さないとか、背水の陣でやれと励ましても、やる気が上がるどころか、負担が重すぎると感じ、潰れやすくなってしまう。

逃げ場所を与えた方が、むしろいい結果になりやすい。やれるだけやってくれれば、責任はこちらでもつからとか、失敗してもいいから、気楽にやれという言い方の方が、力を発揮し、うまく目的を達成してくれるのである。期限を短く切って結果を求め、プレッシャーばかり掛けてしまうと、ただ邪魔しているだけであり、戦意を喪失させ、最後は敵前逃亡にまで追い込んでしまう。

本質的な病理は、傷つくことを避けること

診断基準というものは、大抵そうであるが、基準がいくつも羅列してあって、そのうちいくつ以上該当すれば、診断に至るということになっている。しかし、そうした方法は、まるで、一つの物体を違うアングルから映すようなもので、トータルな姿が浮かび上がりにくいという難点がある。

全体像をつかむうえで、もっとイメージしやすい方法として、よく知られたキャラクタ

ーやよく知られた人物を例に出すということが有用だ。たとえば、先ほどの『美女と野獣』に登場する野獣のような心をもった人といえば、診断基準を並べられるよりも、はるかにわかりやすい。しかし、野獣という例は、いささか極端なところがあるので、回避性パーソナリティのイメージを伝えるうえで、ぴったりとは言えない。

もう少し典型的な例は、アニメや漫画のキャラクターにもたくさん見つけることができる。たとえば、『ドラえもん』に登場するのび太少年は、まだ子どもではあるが、このタイプの特徴を示し始めている。サザエさんに登場するカツオ少年などと比べても、その性格は、かなりひ弱で、自信や前向きなエネルギーに欠けている。不安が強く、外界からの圧力にいつも怯《おび》えている点も、回避性の特徴をよくつかんでいる。同じように成績はぱっとしなくても、また姉や父親から怒られても、それをものともしないカツオ少年の逞《たくま》しさは、のび太少年にはみられない。

のび太少年のモデルは、他ならない作者の藤子《ふじこ》・F・不二雄《ふじお》だとされる。藤子・F・不二雄、本名藤本弘《ふじもとひろし》は、とても内気で、自信のない少年だった。人見知りが強く、友達もなかなかできなかった。泣き虫で、いじめられっ子だったという。まさに、のび太の姿そのままである。

終戦直後に登場したサザエさんと、高度経済成長期が終わる一九七〇年代にヒットしたドラえもんとでは、少年の平均的な姿が変わってきたことを示しているとも言える。それでも、のび太少年が登場した頃は、彼は平均的な存在というよりも、まだ弱々しいいじめられっ子の代表だったに違いない。それが、さらに時代が進むと、回避的な弱々しさが、魅力的なものとして描かれるようになる。

たとえば、その一例は、アニメ『新世紀エヴァンゲリオン』の主人公碇《いかり》シンジ少年だ。十四歳という設定ではあるが、彼もまた、気弱で自信のない回避性の特徴を備えている。しかし、彼の弱々しさに、読者はむしろ心をくすぐられるような共感を覚える。回避的な弱さは、のび太少年の場合のように、残念な特徴ではなく、むしろ肯定的な魅力として描かれている。物語の中では、そんな少年が、紆余曲折《うよきょくせつ》を経ながら、しだいに強く成長していくことになる。

同じような回避性の美学を備えた作品に、ジャンルは違うが、エヴァンゲリオンより少し前、バブル経済の頃発表され、その後空前のヒットとなった村上春樹の小説『ノルウェイの森』がある。主人公は、直子と知り合い、一度関係をもつが、愛し合うことに没入できないものを感じる。直子はその直後から行方をくらましてしまう。結局、二人のすれ違った恋愛は、元の道を見つけ出せないまま、彼女の自殺によって、永遠に閉ざされる。主人公も直子も、相手を求めていればいるほど、面と向かって愛することができない。だが、死という無限の距離を隔てたとき、主人公は、途方もない喪失感とともに、直子を愛していたことを知る。

村上自身の回避的な感性が、鮮やかに具現化したこの作品に、年を追うごとに、日本のみならず、世界から共感が寄せられるということは、世界の若者の感性が、回避的なものに傾斜し続けているということを示しているのだろうか。

のび太のように、弱々しく虐げられるだけの存在から、碇シンジや『ノルウェイの森』の主人公のように、ドラマチックな苦悩を生きる存在へと格上げされ、生き方のモデルとして、ヒーローにさえなったと言える。だからこそ、あれほど多くの読者を得ることができたのだろう。

村上春樹にみる回避性

今や国民的作家というにとどまらず、ハルキムラカミとして世界中に多くのファンをもつ村上春樹だが、そのライフスタイルには、彼の創り出した主人公と同様、回避性の特徴がみられる。あまり人前に出たがらず、マスコミを避ける傾向もその一つだ。

テレビに出ることは滅多《めった》にないし、人前に出ることさえ、あまりないので、村上春樹が現れたというだけでニュースになるほどだ。それについて、村上自身がその理由として述べている一つが、「顔を見てがっかりされるのがいやだから」という発言だ。「やたら人見知りする性格で、知らない人の前で顔がこわばってしまうから」とも言っているようだ（柘植光彦『村上春樹の秘密』）。

村上春樹はイケメンというほどではないにしても、知的で、都会的な風貌は、それなりに光彩を放っている。人前に出るのを恥ずかしがる必要などないはずだが、当の本人はそう感じて、人目を避けるように暮らしているわけだ。

また、子どもを作らない選択をしたことも、そうした一面を示しているのかもしれない。それについて、彼はインタビューに答えて、こう述べている。「特にぼくみたいな仕事は、家ん中でぎりぎりで仕事してるでしょ。そうすると、子供がいるとやっていける自信がなくなってくる。わりにスタイルをきちっと規定してやっちゃうタイプなんで、そこに新しいものが入り込んでくるのはなじめないですからね」（同書）

実に率直な言葉だと思う。繊細な感性を備えたクリエーターは、自分の世界が壊れないように、自分を守らなければならない。そのためには、現実の雑事などの余分な負担を避ける必要もある。そこには、回避性の真髄が示されているとも言える。

こうして具体的なキャラクターや人物の姿を与えると、回避性パーソナリティというつかみ難い概念が、一つの全体像としてイメージしやすくなったに違いない。それによって、さらにこのタイプの人が抱える病理の本質も、少し見えやすくなるだろう。

それをあえて一言でいうならば、傷つくこと、言い換えれば自分の世界が壊されることを恐れるということではないだろうか。その臆病なまでの慎重さは、たとえば、戦争中の日本であれば、物笑いの種になるような弱さでしかなかっただろう。だが、それが半世紀余の時間の中で、多くの人が共感できる特性に、そして美学にさえなってきている。

回避性パーソナリティがもつ感性は、淡白で透明なスタイルとして、もはやスタンダードな美的基準でさえあるのだが、それは、多くの人が傷つくことに敏感になり、傷つくことを避けながら、自分の世界を守って生きるようになったことを示しているように思える。

社会不安障害との関係

消極的で無気力な生き方を呈する精神医学的な病態としては、回避性パーソナリティ障害やシゾイドパーソナリティ障害が代表的なものだが、それ以外にも、似た状態を呈する障害が存在する。それについて、述べておこう。

まず、回避性パーソナリティ障害との見分けが難しいとされ、しばしば議論の的となってきたのが、社会不安障害である。社会不安障害は、対人緊張が強く、人前に出ることに強い不安を感じてしまうため、社交の場や人前で喋るのを避けようとするのを特徴とする。わかりやすく言えば、上がり症や対人緊張症のことである。

人付き合いを面倒がるという点では、まったく同じ症状を呈することになる。そこだけ見れば、両者を見分けるのは難しい。そのため、両者は同じものではないかと考える専門家もいる。

ただ、社会不安障害があったからといって、他の面ではチャレンジを避けたり、責任を避けたりする人ばかりではない。たとえば、イギリスにスタンリー・ボールドウィンという政治家がいた。彼は大変な上がり症で、政治家なのに演説する前からひどく緊張し、気の毒なほど手も声も震えるありさまだった。ところが、世の中はわからない。このボールドウィンは、首相にまでなった。一国のトップという重い責任を担ったのだ。回避性パーソナリティ障害でなかったことは、確かだ。

社会不安障害と回避性パーソナリティ障害が同居することはあっても、両者は別物だと考えられる。社会不安障害は、あくまで緊張が強く、人前に出るのが苦手だというだけのことで、人前に出ることを避けたいわけではない。緊張や上がり症さえなければ、もっと活躍したいと思っていることも多い。

一方、回避性パーソナリティ障害の人では、社交や対人接触だけでなく、その他全般の生活面や仕事、学業の面でも、チャレンジしたり、可能性を最大限に生かしたりすることも面倒がってしまう。チャレンジどころか、やれば簡単にできることさえも、とても難しいことのように思い込み、避けようとする。両者には、大きな違いがある。

回避性パーソナリティは遺伝要因もかかわるが（130ページ）、この二つの遺伝的なベースには共通するところがあり、育った環境やその後の体験によって、社会不安障害になる人もいれば、回避性パーソナリティ障害になる人も、両方が合併する人もいるというわけだ。合併しているケースも少なくないので、その場合には、社会不安障害の治療を行うことも重要である。社会不安障害については、認知行動療法や薬物療法も有効であるが、薬物療法では、依存性のある抗不安薬ではなく、依存性のない薬で治療するのが基本である。抗不安薬に頼ってしまうと、かえって治りにくくなってしまう。

一方、環境要因も重要である。どういう環境が引き金を引くかについては、次章以降でみていこう。

自閉症スペクトラムとの関係

もう一つ、回避性パーソナリティ障害との関係が深く、合併することも多い状態に自閉症スペクトラムがある。自閉症スペクトラムは、自閉症と共通する一連の症候群で、①相互的なコミュニケーションの困難や社会性の乏しさ、②同じ行動パターンの繰り返しを好む傾向や特定の領域への関心、③感覚の過敏性、などを特徴とするものだ。症状の重いものから軽度のものまでを含む。

自分から対人関係をもとうとしなかったり、親密な関係になりにくかったり、緊張や不安が強いなど、回避性の特徴と共通する部分もある。その一方で、自閉症スペクトラムの中にもさまざまなタイプがあり、相手の都合にお構いなく接近していくような積極的なタイプや、批判や評価に無頓着で羞恥心が乏しいというケースもある。回避性の傾向は必ずしも当てはまらない。

しかし、経験的に言って、成人例の自閉症スペクトラムのケースの三分の二くらいに、程度の差はあるものの、回避性の傾向が認められるように思う。一般人口よりも、その頻度はかなり高く、自閉症スペクトラムがあると、二次的に回避性の傾向を呈しやすいと考えられる。過敏で不安が強い傾向に加えて、場の状況や相手の気持ちが読み取れず、とんちんかんなことをして、責められたり笑われたり、拒絶されたりといったネガティブな経験をしやすいことも、要因となっていると考えられる。

合併しているケースでは、ベースにある自閉症スペクトラムの特性自体は変わらなくても、治療によって回避性の面で改善がみられると、大幅に社会適応が良くなることが多い。

第三章　回避性パーソナリティと回避型愛着

赤ん坊のときは、面倒くさくなかった？

何事も面倒くさい無気力な状態の起源を探るうえで、そもそもいつごろからその状態が認められるようになるのかは、一つの手がかりとなるだろう。

面倒くさい傾向が、極めて先天的なものだとしたら、ごく幼い頃からそうした傾向が見られたとしても不思議はないだろう。

「何事も面倒くさい」状態を呈している若者の母親に、乳児の頃の様子を聞いても、稀に哺乳力が弱かったとか、あまり泣かなかったというケースもあるが、むしろ、神経質でよく泣いたとか、寝かせるのに困ったといったケースや、乳幼児の頃は、活発で、元気だったという答えが多い。中には、先天的に活力が乏しい子もいるかもしれないが、幼い頃、健康優良児だった子も、小学校までは、積極的で好奇心旺盛だった子も、無気力な若者になる。

生まれた直後の赤ん坊を、母親の胸に乗っけてやると、まだ手足も満足に動かないのに、乳首を探そうとして必死で顔を動かし、乳首を探り当てると、むしゃぶりつくように吸おうとする。まさに生きんとする力が、生まれたての子どもには備わっている。

母親のオッパイは最初からよく出るわけではない。人工乳のなかった時代には、オッパイを吸うしか栄養を手に入れる方法はなかったので、新生児は、まだろくに出ないオッパイを必死で吸って、生きる糧を手に入れようとした。しかし、最初のうちは、十分な量の母乳が出ないので、子どもは飢餓状態におかれることもあった。生まれた直後は、体重が減るのが普通だったわけだ。

吸うことによって、母乳の出が次第に良くなり、体重も増え始める。しかし、今では人工乳ですぐ補ってしまうので、飢餓状態と闘いながら、必死にオッパイを吸う必要性も薄らいでしまったとも言える。

オッパイを吸うことを面倒がっていては生きられなかった時代と、体重が増えなければ、人工乳ですぐに補ってもらえ、かえって楽ができる現代とは、生き方のスタンスが原点から異なってしまったのか。そこはわからない。

とはいえ、人工乳であっても、一生懸命吸わなければ、ミルクは出ないので、大きく育ったということは、母乳にしろミルクにしろ、成長するのに必要なくらいは、面倒くさがらずに摂取していたということだろう。

人生の次なる大きな関門である歩くということに注目して考えてみよう。多くの子は一歳くらいで歩き始める。早い子は十カ月くらいで、遅い子でも一歳二カ月くらいには歩けるようになる。歩けるようになるためには、つかまり立ちから始めて、伝い歩きで練習し、最後は勇気を出して一歩を踏み出すということをしなければならない。小さな体で重い頭とのバランスをとることは、容易なことではない。何百度となくトライし、失敗を繰り返しながら、奇跡の瞬間を迎えるのだ。

面倒くさいと言っている若者も、みんなそうした関門をクリアしている。失敗しても飽くことなくチャレンジし、その技を身に付けてきたのだ。つまずくことが怖いと感じている人も、何度もつまずいて、それでも泣きながら立ち上がって、繰り返しトライしたから、いま当たり前のように歩いていられる。

つまり、少なくとも赤ん坊の頃は、面倒くさいという傾向は、あまりなかったと考えられる。

ところが、それから十年、十五年と経つうちに、面倒くさい気持ちが強まってしまった。これは、どういうことだろうか。

「面倒くさい」の根源

それについて考えていく前に、赤ん坊は生きることを面倒くさがらないと書いたが、中には例外があることも触れておく必要があるだろう。その例外の存在は、「面倒くさい」の根源がどこから由来するかにもかかわるからだ。

赤ん坊の中には、生きる気力をなくしたように、お乳を吸おうともせず、歩こうともせず、周囲にも無関心になり、ただ同じ行動を無意味に繰り返したり、ときには、自分を傷つけようとしたり、病気にも無抵抗になり、やがて衰弱して死んでしまう子もいる。健康に生まれてきた子どもでも、こうしたことが起きる。

生きることに意欲を失ってしまった赤ん坊に何が起きたのかと言えば、母親から離されて施設に入れられたり、母親に世話をしてもらえず、放っておかれたりしたのである。つまり、いわゆる虐待やネグレクトを、ごく幼いうちに受けた子どもには、生きるのが面倒くさくなったとしか思えない状態が認められるのである。

こうした状態は、「反応性愛着障害」と呼ばれ、外界に対する無関心や成長・発達の著しい遅れを呈する。重いケースでは、重度の自閉症と酷似した状態となったり、軽症の場合でも、人との情緒的交流をもちたがらなかったり、見境なくだれにでも寄っていったり、多動や衝動性が目立ったり、情緒不安定な傾向が認められる。

しかし、そこまでひどくなくても、養育者との愛着に問題があるケースが、全体の三〜四割ばかりもあることが、近年わかってきた。虐待やネグレクトを受けたというわけではないのだが、自覚なく問題のある養育が行われたり、母親の方が、仕事や病気のために、本人の世話をすることが十分にできなかったりして、結果的に、母親との愛着が不安定になってしまうというケースも多いのである。

幼い頃から、かかわり不足が慢性的に続くと、子どもは愛情不足の環境に適応した結果、他人に対してクールにかかわり、人の好意や親切も求めないというタイプになりやすい。こうした特徴を示す愛着タイプを「回避型」と呼ぶ。この回避型と、回避性パーソナリティは、どういう関係にあるのだろうか。

それを説明する前に、初めて回避型とか愛着といった言葉に触れる人にも、よく理解できるように、愛着とは何か、回避型とは何かを簡単に説明しておこう。

絆を支え、生存を守る仕組み

われわれは他の人と親しくなり、友達になったり、恋人同士になったり、一緒に家庭を築いたり、子どもを育てたりする。社会が社会として成り立っているのは、そうした人と人との結びつきがあるゆえだ。こうした結びつきは、絆と呼ばれたりすることもある。この絆という現象は、単に心理学的なものではなく、実は、生物学的な仕組みによって支えられている。その仕組みの正体が、愛着である。

愛着は、オキシトシンと呼ばれるホルモンによって司《つかさど》られる仕組みで、哺乳類全般に共有されている。種によって働き方に多少の違いはあるが、われわれが猫や犬にも、ときには、人間に勝るとも劣らない親しみや結びつきを感じることができるのは、この仕組みを共有しているからである。

われわれが親しみを感じているだけではない。相手も同じように感じている。そうした相互性が愛着という仕組みの面白さである。

愛着という仕組みは、遺伝子レベルで組み込まれているわけだが、実は、遺伝子をもっているだけでは、この仕組みはうまく働かない。うまく働くようになるためには、スイッチを入れる作業が必要だ。乳児期に母親から母乳を与えられ、愛情深くなでられたり、世話をされたりすることによって、スイッチが入り、活性化されるのである。そのプロセスを怠ってしまうと、いくら正常の遺伝子をもっていても、その仕組みはうまく働かなくなる。しかも、スイッチを入れることができるのは、授乳期である幼い期間に限られていて、臨界期と呼ばれる。

いまは忙しいから人に任せておいて、暇ができてからかかわろうと思ってもダメなのである。肝心なときにしっかり世話をすることが、非常に重要になる。

幸運な子どもは、親からしっかり世話をしてもらい、その親に対する特別な絆である安定した愛着を育むことができる。ここで、注目すべきは、愛着の仕組みが、単なる絆の問題にとどまらないということだ。それは子どもの健康や発達を守るうえでも不可欠な役割をしている。なぜならオキシトシンには、ストレスや不安から守る作用があり、また社会性や共感性を高める作用があるからだ。

幼い頃に、オキシトシンがたっぷりと働く環境で育つことで、子どもは揺るぎない安心感を手に入れ、人とうまくやっていくための社会性や共感性を育むこともできるのである。不幸にして、ろくに愛されもせず、放っておかれて育つと、病気にかかりやすかったり、不安の強い子どもになってしまう。ひどい場合には、成長や知能、社会性の発達にも支障が出てしまう。

回避型の生存戦略

愛着が安定して育まれているかどうかは、すでに一歳の段階ではっきりとした違いとなって表れる。そして、一歳の時点で認められた傾向は、大人になっても、多くの人で認められるのだ。

虐待やひどいネグレクトを受けたというようなケースでなく、一見普通の家庭で育った子どもにも、愛着が不安定なケースが増えている。母親との愛着が安定したタイプを「安定型」、不安定な愛着を示すタイプのうち、母親に対して無関心で、愛情や世話を求めようとしないタイプを、既に述べたように「回避型」、逆に過剰なまでに求めようとし、少しでも母親が離れたり世話が足りなかったりすると、母親を攻撃したり、拒絶したりするものを「抵抗／両価型」と呼ぶ。

回避型は、ある意味、放っておかれることに適応してしまったケースであり、求めることを諦めることで、ネグレクトされても平気になっている状態だと言える。一方、抵抗／両価型は、何とかして愛情や世話を手に入れようともがいているのであり、そのためのアピールとして、親を困らせたりもするのだ。こちらも愛情不足があるものの、ある時までは愛情をたっぷりもらえていた時期があったケースや、親の気分や都合で、愛情をもらえたりもらえなかったケースに多い。

その後の成長の過程で、うまく補われて安定型に変わったり、逆に傷つけられて不安定さを増したりするが、成人するまでには、その人固有の愛着パターンが確立されていく。それが、愛着スタイルと呼ばれるものだ。回避型愛着スタイルは、その一つで、親密な関係を求めず、人と気持ちを共有することに関心が乏しいという特徴をもつ。回避型とは反対に、過剰に愛情や承認を求めようとするのが、子どもの「抵抗／両価型」に当たる不安型愛着スタイルである。

回避性パーソナリティと回避型愛着は似て非なるもの

話を回避性パーソナリティとの関係に戻せば、回避性パーソナリティと回避型愛着スタイルは、同居する場合もあるものの、基本的には別物である。回避型愛着の場合には、求めないことでバランスをとろうとしている。それに対して、本来の回避性パーソナリティは、求めているが、恐れのためにそれができないというジレンマを抱えている。

それゆえ、回避型の子どもは、成長すると、もっとクールで、他人のことなど気にしないタイプの人間に育っていく。

古代ギリシャのスパルタという国では、子どもは生まれると親から離され、厳しい訓練を受けた。その結果、スパルタの戦士は、勇敢で、残忍で、死をも恐れない強さを備えていたことで知られている。少なくとも、強い戦士を育てる方法としては、スパルタ式は有用だったのだ。ただ、それが、温厚で人間的な市民を育てるのに適した方法かは疑問である。

回避型の子どもは将来、暴力や非行、いじめ、反社会的行動など、破壊的な行動上の問題を起こしやすいことが長年の研究で裏付けられている。優しさや甘えを求めない代わりに、力で相手を支配し、ねじ伏せようとするところがある。彼ら自身、そんな風に育てられたのだから、そうしたふるまいを身に付けることは、ある意味自然なことである。

また、彼らは、気持ちを表現したり、言葉でコミュニケーションをとったりするのがあまり得意でない傾向がみられる。そのため、体が悲鳴を上げるまで、無理を重ねてしまい、心身症や解離性障害のリスクが高いとされる。タフそうに見えるが、実はもろいところがある。

幼い頃に認められる回避型は、成長して回避性パーソナリティになる場合もあるが、むしろ自己愛性パーソナリティや反社会性パーソナリティ、シゾイドパーソナリティに発展する方が典型的である。この三つのパーソナリティには、大きな共通項がある。それは、共感性が乏しく、クールで、相手の気持ちや痛みに鈍感だということだ。

意外にも、同じ「回避」という言葉を用いるものの、回避性パーソナリティのベースにある愛着スタイルは、回避型愛着スタイルではないことの方が多いのだ。回避性パーソナリティの人は、他者に受け入れられるかどうかに、ひどく敏感で、そのために他者との接触を避けてしまう。一方、回避型愛着スタイルの人は、他人の評価など気にしないところがあり、いい意味でも悪い意味でも、鈍感である。

回避性パーソナリティと恐れ・回避型愛着

回避性パーソナリティのベースにある愛着スタイルが回避型ではないことの方が多いとしたら、その場合、どういう愛着スタイルをもつのだろうか。

実は、回避型に加えて、人に受け入れられるかどうか不安が強い不安型が同居したタイプで、恐れ・回避型と呼ばれるものがある。この恐れ・回避型が、回避性パーソナリティにもっとも典型的な愛着スタイルなのである。

一方、回避性の中でもシゾイド傾向の強いタイプでは、ベースに回避型愛着スタイルがあり、もっとクールで人の気持ちに無関心になる。

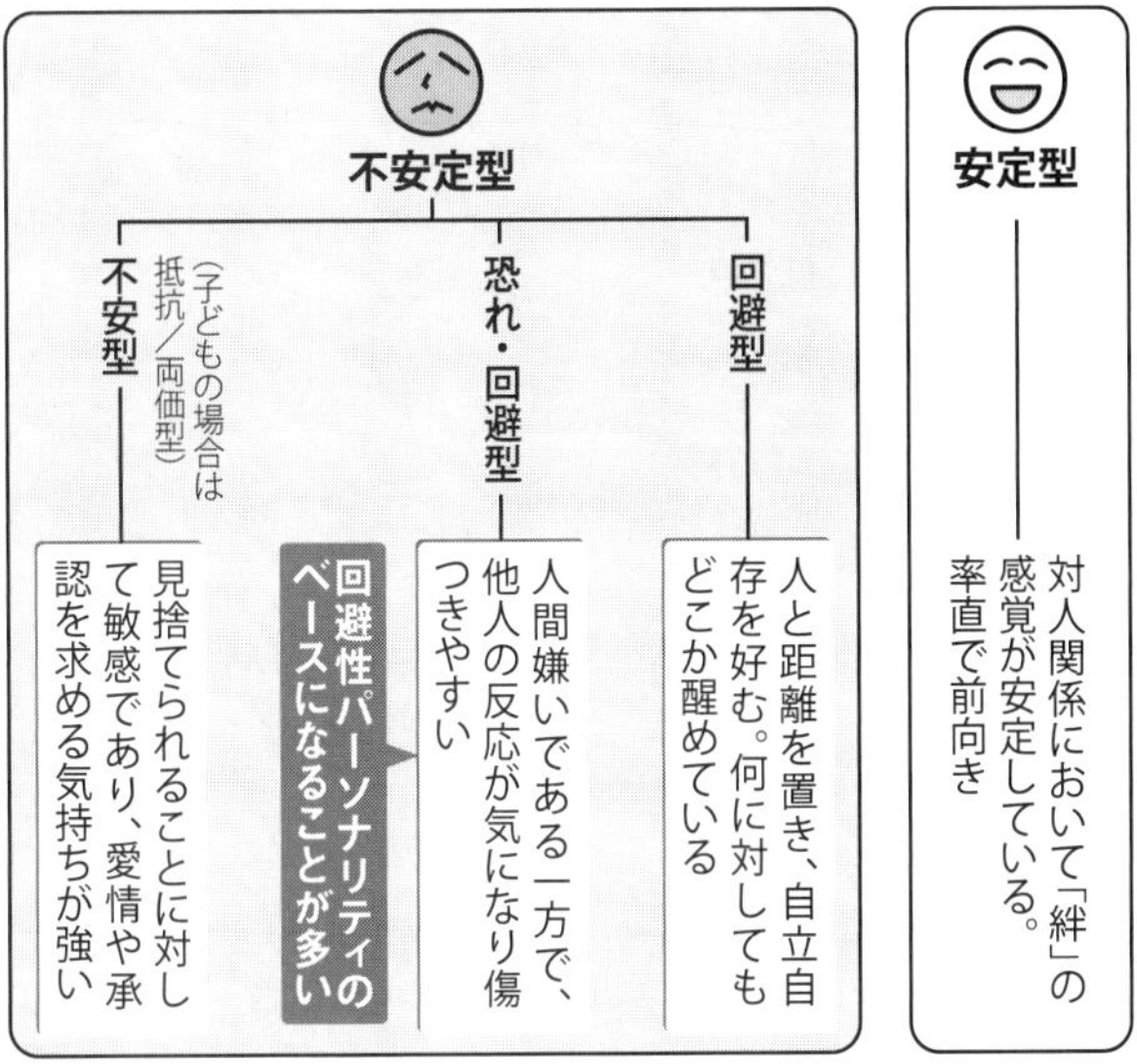

愛着スタイルの種類と特徴

それに対して、恐れ・回避型は、相手に拒否されるのではないかという恐れに絶えずとらわれ、その結果、親密な関係を避けてしまうが、それは、本来の回避性パーソナリティの定義そのものといってもよいだろう。

　拒否されることを恐れて近寄れないが、心の底では、愛されたいと願っている。それゆえ、回避性パーソナリティの人は、ひとたび親密な関係になると、今までのよそよそしく、恥ずかしがり屋だった人物とは別の面を見せることも珍しくない。

親しい身近な人に対しては、回避的な面よりも、見捨てられることを恐れる不安型の面を強く見せるようになるのだ。そのため、相手を失うことを恐れて、失うよりも先に立ち去ろうとしたり、逆に相手を強く束縛し、独占しようとしたりする。過度に相手に依存し、思い通りにならないと不満や怒りをぶつけるということも起きやすい。あんなに控えめで、おとなしかったパートナーの豹変ぶりに、相手はすっかり戸惑うこととなる。

しかも、本音を言うことや、気持ちを表現することが苦手な部分も残っているので、パートナーとしては、相手が何を求めているのか、つかみ難いところもある。「いや」と言われて、立ち去ろうとしたら、「馬鹿！」と怒られるということになる。

したがって、回避性パーソナリティの人では、外向きの関係と親密な関係で、まったく異なる顔を見せやすい。外向きに見せる顔は、距離をとった、相手を容易に寄せつけない、あるいは、良い子の仮面をかぶった表面的なもので、それ以上に踏み込んだ関係にはなりにくい。ところが、その防衛線を超えて、ひとたび内面を見せてしまうと、強い愛情欲求や承認欲求をもつ面を露呈するようになり、高い期待や要求をつきつけ始める。辛辣で否定的な評価を、もっとも依存している相手にぶつけてしまうことも珍しくない。

葛藤を避ける回避型、ジレンマに苦しむ回避性

回避性パーソナリティのケースで、ベースに恐れ・回避型がある典型的な場合には、強いジレンマを心のうちに抱えることになる。愛されたいのだが、素直に気持ちを表現することもできず、相手からの好意さえも、信じることができないという場合も少なくない。そして、傷つかないように自ら立ち去っていく。

『運命』や合唱で親しまれる『第九』などの交響曲や『悲愴』『熱情』などのピアノソナタの傑作を生んだルートヴィッヒ・ヴァン・ベートーヴェンは、恐れ・回避型愛着スタイルの持ち主だったようだ。彼ほど愛されることを願い、彼ほど愛されることに不器用だった人も珍しいだろう。その果てしないギャップが、彼の運命をいっそう苦悩に満ちたものにすることで、数々の名作をもたらすことにもなった。

ベートーヴェンは、飲んだくれでうだつの上がらないテノール歌手の父親から、虐待同然に楽器を習わされ、父親の生活費を稼ぐ道具にされた。十六歳のとき、母親が亡くなると、一家の収入は、まだ少年のベートーヴェンの双肩にのしかかった。次第に才能を認め

られ、喝采を浴びるものの、聴覚障害という試練が、彼の人生をさらに苦悩に満ちたものとする。彼は自分の教え子となった女性や貴族の女性に愛情を捧げたが、その愛が実ることはなかった。彼の理想が高く、身分も教養も高い女性ばかり愛したためだと言えばそれまでだが、深層心理の面では、手に入らない相手だからこそ、安心して愛せたのかもしれない。

実際、ベートーヴェンは、残っている肖像画以上にハンサムな男性で、その才能にほれ込み愛し合った女性もいたのだが、結局、どれもすれ違いに終わったのは、恋が実ることを恐れるもう一人の自分がいたためかもしれない。

愛されたいと願いつつも、愛し合うことには恐れを感じてしまう恐れ・回避型と違って、回避型の場合には、葛藤が少なく、あまり悩むこともない。回避型の生き方の戦略自体が、悩むような面倒なことを避けるということを最優先するものであり、そのため情緒的なことには一切期待も肩入れもしないというのが、基本方針である。そもそも求める気持ちが少ないので、人とかかわらなくても、気持ちが触れ合えなくても、あまり苦にもならない。

一方、恐れ・回避型の方は、本当は他者に受け入れてもらいたい。愛してほしい。だが、それができないゆえに苦しみがある。
『美女と野獣』の野獣の苦悩は、心の底では愛されたいと思っていることに由来する。しかし、その気持ちをもつがゆえに、心がつながり、恐れが解ければ、愛を手に入れることもできる。

回避型の方はと言うと、葛藤は少ないものの、その状況から脱することは、よけいに難しい。

そもそもそのライフスタイルを、いまさら変える必要があるのかという問題も生じる。楽しくもない、喜びもないことを、無理をしてしなければならないのかという疑問がわく。世間一般の常識的な生き方にとらわれず、新しい生き方を模索し、実践すべきではないかという考えも生まれる。回避の問題を論じる場合、この両方の視点が不可欠に思える。

ただ、表面にあらわれた行動だけを見ると、両者は見分けがたい場合も少なくない。どちらも対人関係や社会への深入りを避けて、表面的に生きている。煩わしいことはしたがらないため、必要最小限のことだけをどうにかこなすだけで、少しでも負担や責任が増えることには面倒くさそうにする、という点も似ている。どちらも、積極的な意欲や行動力に欠け、人と親しく交わるより、一人で何かしている方を好む。感情がらみの問題や交渉事は苦手で、やりたがらない。どちらも過敏で、傷つきやすく、ストレスにもあまり強くない。

若い世代に広がっている無気力や無関心、生きることへの消極的な態度、つまり面倒くさい状態を理解するうえで、両方のタイプに対して、それぞれの特性を踏まえた理解が必要に思える。

回避型愛着スタイルを生むのは

先に述べたように、幼児にみられる回避型は、ネグレクトされたり、世話や関心が慢性的に不足したりしているケースが典型的である。母親を早く喪《うしな》うことも、愛着にダメージを引き起こす。

先に登場した井上靖、サマセット・モーム、エリック・ホッファーには、共通点がある。それは、幼くして母親と生別ないし死別したということだ。

井上靖は、よく知られているように、両親のもとでは育てられず、血のつながりのない祖母に預けられて、小学生のほぼ終わりまでを二人だけで過ごした。祖母には溺愛されたが、両親の縁は薄いものとなった。中学になっても、寄宿舎や下宿で、親と離れて暮らした。彼がまともに両親と暮らしたのは、金沢での高校時代の前半だけであった。それぐらいだから、彼も両親にはそれほど愛着を感じていなかったようだ。

そうした境遇で育つと、母親の愛情や世話を失うというだけでなく、愛着という仕組みがダメージを受けることにより、それ以外の対人関係においても、どこか冷めた、疑い深い関係しかもてなくなってしまうのだ。井上は、しっかりした妻と出会って、安定した人生を歩むことができた幸運なケースと言えるが、モームやホッファーは、愛することにもっと不器用で、彼らの恋愛は、悲劇的でさえあった。

親の愛情に恵まれないケースでも、ある程度、愛された時期があったり、母親代わりの存在に溺愛されたりすると、愛を求めない部分と過剰に求める部分が入り混じっていることも多く、そうした場合にも、純粋な回避型とはならず、恐れ・回避型を呈することが多い。

また、母親がちゃんといて、一生懸命育てたと思っている場合にも、母親自身の愛着スタイルが不安定なタイプだと、子どもも不安定な愛着スタイルを呈しやすい。母親の世話が慢性的に不足した場合には、回避型の要因となるし、愛情を求めているのに、非難や攻撃しか返ってこないと、自己否定と他者不信の強い恐れ・回避型になりやすい。

また、母親の離婚や再婚などで、本人への関心が低下し世話をする機会が減ると、愛着が不安定となり、愛情不足な状況に適応しようとして、次のケースのように回避型が強まる場合もある。

手をかけられなかった子

二十一歳の大学生の佑美《ゆみ》さん（仮名）が、誰とも表面的な関係しかもてないと、相談にやってきた。大学でも、本当に気を許した友達は一人もいないという。

小さい頃から、こんな性格だったのではないという。誰とでもすぐに友人になれるような、活発で、積極的な子どもで、今の自分からは、自分でも別人のように思えるという。

佑美さんは、三人きょうだいの真ん中で、母親も働いていたので、ほとんど手をかけられなかった。いつも母親のパジャマをもって、指吸いをしていた。

しかし、人前では明るく、「口から生まれた」と言われるくらい、おしゃべりで、周囲を笑わせた。つらかったのは、小学四年のとき、両親が離婚して、転校させられたときのこと。父と別れることより、それまで一緒だった友達と別れるのがつらかった。

母親一人となり、生活が大変になったので、それまで続けていたピアノも止めようかと思ったが、母親が「止めなくていい」と言って、続けることができた。母親の負担を減らそうと、姉と二人でよく家事の手伝いをした。だが、母親の関心は、問題児だった弟の方にむかいがちで、褒めてもらった記憶もない。

中学二年のとき、三十八歳になっていた母親が再婚して、家がぱっと明るくなり、最初はうれしかった。だが、しばらくすると、義父の別の一面を見せられるようになった。義父も再婚だったが、気性が荒いところがあり、気に食わないことがあると声を荒らげ、母親や弟に暴力をふるうようになったのだ。義父の顔色をうかがいながら、小さくなって生活するという具合だった。母親に本音を言ったり甘えたりすることは、ますます無理なことになり、最初から求めないようになった。

高校受験を控えていても、誰かが特別に気にかけてくれるわけでもなく、模試や受験料のことも、遠慮がちに切り出さなければならなかった。高校に入った頃には、まるで別人のように、消極的で、遠慮ばかりしてしまう性格に変わっていた。陰気で、友人も減り、クラスメートとも、心から打ち解けられなくなった。その頃、潔癖症も強まり、電車の手すりやドアノブにも、じかに触れなくなった。いつも携帯用の消毒薬をもち歩いて、こっそり手に振りかけていた。高校の頃が一番暗かった。大学に行けば、この暮らしから逃れられるということだけが、一縷《いちる》の希望だったように思う。

確かに大学に入ると、いろいろな面で楽になった。潔癖症もよくなった。ただ、この数年間に縮こまってしまった気持ちは、すぐには元に戻らなかった。友達と親密な関係になるのも、少しためらってしまう。どうせ学生の間だけの関係かと思うと、面倒くさくなってしまうのだ。所詮、他人との関係など、その場限りのものという気持ちをぬぐえない。親が離婚して、慣れ親しんでいた土地や友達と無理やり引き離されたとき、自分の中で、もう人との絆というものを、本気では信じないという決心をしてしまったかのようだ。

母が再婚して新しい家族ができたことも、ただ煩わしさや窮屈さが増しただけだった。結局誰一人、自分のことを本気で考えてくれる人などいない。そんな絶望感が、ずっと尾を引いているように思う。

仏教の救いは回避型戦略？

口では何と言おうと、誰もが自分を産み育ててくれた存在に、愛されたいと願っている。しかし、そんな幸福な人ばかりではない。

一般的に、仏教における救いとは、愛されたいといった欲を捨て去り、執着を絶つことで、苦しみから逃れるという原理に基づいている。それは、まさに、ネグレクトされた子どもがやむを得ずやっている、愛着を諦めるという反応に他ならない。脱愛着によって、執着を脱するのである。実際、釈迦《しゃか》をはじめとして、偉いお坊さんたちは、みんな家族を捨てて、修行僧となり、愛着を絶った。それで、そのお坊さんは救われたかもしれないが、問題の半分が忘れられている。捨てられた家族はどうなったのか。

彼らは、見捨てられることによって愛着の傷を抱え、苦しむことになったに違いない。苦しみの連鎖を断とうと、俗世から離れることで、当人は救われたかもしれないが、捨てられた者たちは、煩悩以上の苦しみを背負わされることとなった。

たとえば鎌倉時代に生きた西行《さいぎょう》の場合も、彼の出家によって、妻子はそれまでの安定した境遇を奪われ、夫や父親を失うこととなった。西行は、北面《ほくめん》の武士として鳥羽《とば》上皇に直接仕える身であり、また武士でありながら、かなり高い官位をもち、上皇の信頼も篤《あつ》かった。恵まれたエリートの地位を投げ捨てての出家であった。歌詠みの腕前だけでなく、武士として、弓や兵法にも熟達していたという。それなりに決意してのことだったに違いないが、さすがに西行も、まだ二歳になるかならないかの娘を残していくのは、気がかりだったようだ。弟に、後を託して立ち去るが、やはり心に残っていたのだろう。

二、三年ほど経ったある日、都まで出てきたついでに、ふとわが子の様子がどうしても見たくなって、西行は、かつての自分の邸《やしき》に立ち寄り、外からこっそり中の様子をうかがう。すると、五歳ばかりになったわが娘が、大変なお転婆《てんば》ぶりで、ひどい身なりをして、賤《いや》しい身分の子どもたちと遊んでいるのを見かける。それでも、髪は女らしく肩まで伸び、顔立ちも美しい。その様子を胸もつぶれる思いで見ていると、娘の方が気づいて、「怖い聖《ひじり》がいる」と言って、家の中に入ってしまったという。無論、父親とは気づかなかったのである。

西行は、娘の身なりや立ち居振る舞いが気になったのだろう。それから間もなく、冷泉殿という妻の叔母に当たる女性に、養女として委ねることにする。冷泉殿は、自分の娘として可愛がると約束してくれたが、貴族の出で、格式や気位が高い冷泉殿からすると、武士の出で、やんちゃなところもあった娘は、扱いづらい厄介者にすぎず、そうとうに手を焼いたらしい。娘の側からいえば、虐げられ、否定され、つらい思いを味わったことになる。父親に捨てられ、母親からも離されて、本当の愛情もない人に育てられた子どもが、素直になれず反抗的になったとしても、無理はないだろう。

この娘が、十九歳のとき、父親の西行と再会している。最初は、真っ黒に日焼けし、痩せさらばえた、みすぼらしいなりの法師の姿に戸惑っていたが、すぐに打ち解けて、語り合ったという。

その後、娘も出家し、高野山で尼となった。高野山には、すでに出家した母親、つまり西行の妻が、尼となって暮らしていた。

西行の出家は、妻と娘の人生を巻き添えにし、彼らにまで世を捨てさせるという結果になった。それも仏教的価値観からいえば、西行が世を捨てたことで、妻や子も世俗を離れ、仏門に入る道を選択できたということになるのかもしれない。

求めてもどうにもならないと悟ったがゆえに、求めるのを諦めるということが、執着を絶つということだとすれば、それは、きれいごとなどではなく、本当に悲しい選択ではなかったのか。求めないことを、満たされていると勘違いすることだけは、止めてもらいたいものである。誰も好きで求めなくなったのではない。求めても応えてくれないから、求めるのを諦めただけなのだ。

養育は遺伝子に勝る

回避型愛着スタイルには、幼い頃の養育環境以外にも、いくつかの要因があり、それについて触れておこう。

その子がもつ遺伝子レベルの要因（遺伝要因）も関係する。もっともよく知られているのは、自閉症スペクトラムとの関係である。自閉症スペクトラムのある子では、回避型になるリスクが多少上がる。しかし、自閉症スペクトラムでも、安定型の子もいるし、抵抗／両価型を呈する場合もある。同じ遺伝要因を抱えていても、養育環境によって、表れ方は異なってくる。

それ以外にも、過敏な傾向や神経質な傾向をもった、いわゆる育てにくい子どもでは、回避型など、不安定な愛着になりやすい傾向がみられる。ただ、そうした場合でさえ、母親のかかわり方次第で、そのリスクを大幅に下げることもできる。

このことは、オランダで行われた介入研究により裏付けられている。気難しい気質を示す乳児を百人ピックアップし、そのうち無作為に選んだ半分は、通常の指導だけを行い、もう半分には、生後六カ月から三カ月間、母親に特別な指導を行ったのである。その結果は驚くべきものだった。

通常の指導だけを行ったケースでは、その後、多くの子どもが回避型の愛着を示したのに対して、特別な指導を行ったケースでは、大部分が安定型の愛着を示したのである。気難しく、過敏な特性を同じようにもっていても、ごく幼い時期の母親のかかわり方次第で、まるで生まれもった特性が異なるくらい大きな差が生まれたのだ。

では、特別な指導の中身とは、何だったのだろうか。それは、特別に難しいことでもなんでもなかった。赤ん坊に対して、できるだけ反応を増やし、身振りや表情豊かに反応するように教えたのである。

なぜ、こんなことが、愛着の安定に決定的とも言える違いを生んだのだろうか。それは、愛着の形成において、スキンシップや抱っこと並んで、重要なのが、応答的な反応ということだからだ。応答的な反応とは、子どもが泣けば、すかさず注意を向け、何か異変が起きてはいないか、何をほしがっているのかと、対応することであるし、子どもが笑えば、笑い返し、気持ちや関心を共有しようとすることである。

逆に応答的でない反応とは、求めているのに無視するかと思えば、求めてもいないのに、親の都合で押し付けることである。ミルク一つ与えるのでも、時間が来たのでそろそろ与えなければという与え方は、この応答性を無視したやり方である。赤ん坊が、おなかが空《す》いたと泣いたときに与えるという与え方が、子どもの主体性を尊重した、応答的な方法だと言える。

こうした些細《ささい》な違いが、決定的な違いを生んでいく。求めてもいないものが、いつも周囲の都合で与えられるのと、ほしいと思ったときに与えられるのでは、まったく違う体験になってしまうのだ。

他者を不快だと感じる理由

求めたら与えてくれる存在に対して、子どもは安心感をもち、安定した愛着を形成するようになる。求めても与えてくれなかったり、求めていないのに勝手に押し付けたりする存在に対して、子どもは違和感や不安をもち、心からの信頼を育めない。親の方は一生懸命世話をしているつもりでも、子どもは絶えず苦痛と違和感を強いられ、愛着は不安定なものとなる。

動物のレベルであれば、応答的な反応ということだけで足りる。しかし、高度に発達した情操をもつ人間では、もう一段高いレベルが求められる。

それは、応答的な反応がレベルアップした共感的な応答だ。ただ、反応するだけでなく、その子の気持ちをくみ取った反応が求められることになる。悲しいと感じている子には、優しい慰めを与える必要があるし、悔しいと思っている子には、「悔しかったんだね。でも、頑張ったよ」とその気持ちを受け止める必要がある。まだ自分の気持ちをうまく言葉にできないその子の気持ちを、的確にくみ取り、言葉にし、慰めや励ましを与えることで、子どもは自分の気持ちをわかってもらえたと感じ、安心感を覚える。

ところが、子どもの気持ちがうまくくみ取れない親も少なからずいる。何の反応もしないというのが最悪だが、反応してくれても見当はずれなことを言われれば、子どもとしては、不充足感や違和感を覚える。その気持ちの悪い違和感を抱えたまま、ズレたコミュニケーションの中で育っていくケースも珍しくない。

そうした子は、自分の気持ちをわかってもらうという経験をしないままに育つことになり、やがて、人に対して自分の気持ちをわかってもらうことを期待しなくなっていく。こうした人にとって、他者とのかかわりは、絶えず違和感やズレが伴うものであるから、あまり心地よいものではない。心地よくないものは、避けたくなってしまう。

人との交わりが、「面倒くさい」と感じてしまう一つの要因として、気持ちをわかってもらえるような、心地よい体験を人からあまり与えてもらえなかったということが挙げられる。その源は、親といった重要な養育者から、気持ちを受け止めてもらう体験をあまりもらえなかったことに遡れるだろう。

母との稀薄な関係がもたらしたもの

志穂美《しほみ》さん（仮名）は、小学校の教師となって十七年、ずっとこの仕事が天職だと感じ、打ち込んできた。しっかりもので、自立も早かった志穂美さんは、何の問題もなく生きてきたつもりだった。ことに二十代の頃は、仕事にも新鮮なやりがいを感じて、全力投球していたし、スポーツが好きな志穂美さんは、プライベートもそれなりに楽しんだつもりだった。

ただ、三十代も半ばを過ぎたころから、何か自分の中でもやもやした思いがわだかまるようになった。子どもたちに接することは、今でも楽しくて、やりがいがあるのだが、保護者のお母さんと接するときに、これまでと違うものを感じてしまうのだ。ことに自分よりも若い母親が、子どものことで嘆いたり不満を言ったりするとき、イライラした気持ちになってしまう。

母親としての大変さや嘆きも理屈ではわかるし、立場上、傾聴しながら励ましたり助言を与えたりしているものの、心のどこかで、自分の子どもでしょ、と言いたくなってしまう。そんなことは口が裂けても言えないが、こちらは、わが子でもない子どもたちを何十人も面倒見ているのよと、心の中でぼやいてしまう。一体、何をしているんだろうと思うこともある。もう子どもを産める時間は、いくらも残されていないというのに。

といっても、自分の子どもを積極的にほしいと思ったことも、この人の子どもなら産んでみたいと思う人に出会ったこともない。そんな煩わしいことをするよりも、自分の好きな仕事やスポーツができれば、それでいいと思ってきた。

だが、彼女の言葉を借りれば、「女としての〝賞味期限〟切れが迫っている」せいか、この生き方でよかったのかとか、どうしてこういう生き方しかできなかったのかと、改めて考えてしまうのだ。

他の同僚のように、働きながらでも恋愛したり、結婚して子育てしたりすることだってできたはずだ。なのに、そういう気にまるでなれなかった。どうしてだろう。

毎日、他人の子どもと接して、一日中教えたり面倒を見たりしているというのに、どうして自分の子どもを、もっと積極的にもちたいとは思わなかったのだろう。

志穂美さんが、カウンセリングを受けようと思ったのは、最初は仕事でのストレスを相談したいということだったが、やがて浮かび上がってきたのは、彼女が家庭をもったり子育てをしたりという選択肢を、いつのまにか除外して生きてきたのは、どうしてかという疑問だった。

そして、これまでのことを振り返る作業を積み重ねる中で、彼女が語りだしたのは、幼い頃から母親もずっと働いていたこと、母親に甘えた記憶もないということだった。母親から何か言われるときは、かならず叱責か不満だったため、声をかけられただけで、志穂美さんは体をこわばらせ、身がまえてしまったという。母親が大変だという気持ちが強く、反抗したこともなかったが、そんなに大変ならば、自分なんか産んでほしくなかったと思ったこともあった。

しかし、そんな子どもの頃のことはすっかり忘れていた。そして、いつのまにか、母親のことを、家族のために頑張ってきたいい母親だと思っていた。それが、この頃になって、母親を改めて観察してみると、まるで気持ちが通じていないということを思いしらされる。母親は自分の言いたいことを、機関銃のように一方的にまくしたてるだけ。それを、ありがたそうに聞くのが志穂美さんの役目だった。この母親の子どもでいることが、どんなにしんどいことだったかを、最近になって、ありありと理解したのだった。

これまで感じてきた違和感の正体を知るとともに、志穂美さんが誰にも甘えられず、ただ表面的な関係で満足するしかないと思って生きてきた理由が、おぼろげながら見えてきたのだった。


愛着が十分に育まれなかったときに起きやすい問題点として、子どもをもつことに消極的になりやすいということがある。ことに回避型の傾向がある場合には、子どもを煩わしい存在と感じやすく、子どもをもつことを望まないケースも多い。自分自身がよくかまわれて育つことで、自分の子どもを育てたいと思う気持ちもうまく準備されやすくなる。しかし、その前提が不足してしまうと、子どもを望む気持ちも欠落してしまう。当人には理由もわからないのだが、子どもは歓びよりも、その人の世界を脅かす存在となってしまう。

不安定な愛着は、夫婦仲を不安定にしやすいということもあり、親との関係に始まった負の連鎖が、さまざまなところに及んでしまう。志穂美さんの母親は、仕事はできるが、人の気持ちをくみ取ったりするのは苦手なタイプで、なおさら母親との間には共感的な絆が育たなかったのだろう。他者に対して距離をとり、甘えないという生き方を確立することで、志穂美さんはバランスをとろうとしてきた。それで、大抵のことはうまくいったが、唯一うまくいかないことがあった。それが、他人と親密な関係を築くということだった。

早すぎる自立には要注意

回避型愛着スタイルを生む養育には、大きく二つのパターンがある。一つは、これまで述べたような世話や関心が不足し、親からあまり手をかけてもらえなかったというケースだ。幼いうちから保育所に預けられて育ったという人で、別に寂しいと思ったこともないという人には、回避型の傾向がみられることが多い。親や周囲は、あまり手をかけ世話をしてくれないので、そうしたことはあまり期待しなくなり、ある意味、早くから自立するのだ。この早すぎる自立というのが実は曲者《くせもの》で、人に上手に頼ったり、相談したりすることができないという回避型に特徴的な傾向を生みやすい。

さらに困るのは、子どもの頃は自立していたのに、思春期・青年期になる頃から、逆に学校に行けなくなったり、ひきこもりになったり、さまざまな不適応を起こし、親にべったりになるというケースも少なくないことだ。むしろ、幼い頃は甘えん坊で手を焼いたというきょうだいの方が、青年期になると、元気に外に飛び出していき、すんなり自立してしまうということも、しばしば起きる。

また回避型の人は、親のことを大して重要なことと考えていないことが多く、美化して、良い親とみなしていることも多い。しかし、具体的に振り返っていくと、あまり親に甘えたことがない状況や、困ったことがあっても、親に相談したりすることもなく、表面的な関係でしかない状況が浮かび上がることが多い。

対人関係において表面的な傾向は、親のみならず、他の人間関係においても認められるのが普通だ。一見活発に社交を楽しんでいるような場合も、心を許しあうような関係は、心のどこかでシャットアウトしている。

もっとも心を許し、親しみを覚えるはずの親に対してさえ、クールな距離を置いた関係しかもたないのであるから、それ以外の他者との関係に、心からの親しみや信頼を抱けないのは、やむを得ないことだろう。

しかし、親との関係は冷ややかでも、身近にいた他の大人が、本人の気持ちをもっと受け止めて、それを補ってくれたような場合には、親以外の人間関係においては、親しみや信頼をもつことができるというケースもある。また、成人した段階では、心からの信頼や親しみを誰にももてなかったのに、献身的な恋人や配偶者と出会い、家庭生活や子育てを経験する中で、安定した愛着をもつことができるようになる場合もある。

支配と押し付けが生む、もう一つの回避型

世話や関心の慢性的な不足が、回避型を生む養育環境としてもっとも多いものだが、昨今増えている養育要因が、もう一つある。それは、本人の気持ちや都合に関係なく、親が一方的に世話や期待を押し付けたケースである。

安定した愛着は、本人が求めれば応えるという応答性の上に成り立つのだが、求めてもいないのに、手出し口出しをすることは、この応答性の原則を無視し、親は本人にとって「安全基地」ではなくなってしまう。親は良かれと思ってやっていても、その子にとっては、タイミングでないときに、余計なことばかりされるので、主体性を損なわれ、苦痛や違和感を味わうことになる。善意とはいえ、結果的に虐待に近いことが起きてしまう。こうした「善意の虐待」が、回避型愛着を生むのに一役買ってしまう。

愛情深く育てている普通の家庭でも、親の期待や完璧主義が強すぎたり、本人の気持ちをくみ取るのが苦手な親だったりすると、こうした善意の虐待が起きやすく、子どもは、親というものを煩わしく、どこか不快なものと感じるようになる。思春期以降、そうした

ことを感じることは、ある意味正常な現象だが、そうした不快さを幼い頃から味わわなければならなかったとしたら、子どもにとって、あまり幸福な状況と言えない。

他に逃げ場所となってくれる人がいれば、その害は薄められるが、親子という密室で、逃げ場所もなく、親の押し付けや支配を受け続けて育つと、まるで強制収容所で育ったかのような、ただ目の前の不快から逃れることだけを優先する、主体性や思いやりの乏しい無気力な人間が出来上がってしまう。こうした人にとって、他者は自分を侵害する不快な存在でしかない。そんな他者と親しい交わりをもちたいと思うわけがない。できるだけ距離をとり、近づかないのが安全なのである。

第四章　「傷つきたくない」性格はなぜ生まれるのか

何から逃げようとしているのか

回避性が強まっている人は、ただ物臭になって、煩わしいことを避けるだけではない。そうした状態の若者が、同年代の若者とすれ違いそうになると、わざわざ迂回《うかい》し遭遇を避けようとしたりする。たまに外出するときには、シャワーを浴び、朝シャンをして、髪をドライヤーで完璧にセッティングする。久しぶりに学校に行くと、まるで、昨日も一昨日もそうしていたかのように、きちんと授業を聞き、ノートをとろうとする。

ただ気力が低下しているだけであれば、同年代の子をわざわざ避けたり、身だしなみを整えたり、優等生のようにふるまったりする必要もないはずだ。だが、そうではない。なけなしの気力をかき集めてでも、ある事態を必死に回避しようとしている。その事態とは、自分が笑われたり、貶《おとし》められたりして傷つくことだ。

しかし、いくら同年代の若者との遭遇を避け、嘲笑や否定される危険を避けたところで、自分自身の心や思考から逃れることはできない。自分が他人の視線や評価を避け、まるで逃亡者のようにこそこそ暮らしていることに気づき、そんな自分を情けなく思ってしまうかもしれない。そうなると、いくら他人の嘲りから逃れたところで、自分自身の自己嫌悪から逃れることはできない。

そこで、その事態を避けるために、もっと高度な自己防衛の方法を講じる。それが視野や思考を狭窄《きょうさく》させることだ。自分が傷つく可能性のあることを思い出したり、考えたりしないようにするのである。不快な現実を忘れるために、関心や思考を狭めるのである。そのためには、何かに熱中するのが手っ取り早い。

それゆえ、もっとも回避が強まったケースでは、それ以外のものが目に入らないように、自分を夢中にさせてくれるものを求める。インターネットやスマートフォンが提供する溢れるような情報やゲームといった手っ取り早い気晴らしは、視野の狭窄を助けてくれる優れた装置だ。そこに眼差《まなざ》しを向けている限り、その間だけでも、自分が傷つくかもしれない嫌な現実を忘れていられる。

しかし、なぜそこまで傷つくことに過敏になってしまったのか。傷つけられる危険から逃れ続けなければならないのか。そこには、回避しなければならない、そもそもの原因がかかわっているに違いない。

この章では、回避性パーソナリティを生む要因について、さまざまな角度から見ていきたいと思う。

回避性パーソナリティの遺伝要因と環境要因

回避型愛着スタイルは、一部遺伝要因が関与するものの、養育要因の関与が大きいとされ、関心や反応が乏しい境遇で育つことと並んで、強すぎる支配や強制も、それを生む要因となっていた。

では、回避性パーソナリティについてはどうだろうか。回避性パーソナリティ障害は、遺伝要因も比較的大きいことが知られていて、遺伝要因が関与する割合は、六割台半ばに達する。環境要因の関与は、およそ三分の一と一見小さく思えるが、この三分の一が、発症するかしないかを左右する。環境要因には、養育環境だけでなく、学校や社会での体験の影響も含まれる。

まず遺伝要因についてみていこう。回避性パーソナリティ障害と関連する遺伝子としては、セロトニントランスポーターの遺伝子が知られている。神経伝達物質のセロトニンは、不安のコントロールに関係するが、セロトニントランスポーターは、放出したセロトニンをくみ上げるポンプの役割をしている。このポンプの働きが悪いと、セロトニンがうまく機能せず、不安を感じやすく、うつにもなりやすい。ただ、この遺伝子との関連は、回避性パーソナリティ障害だけでなく、他の不安障害やうつ病でも報告されており、回避性パーソナリティ障害に特異的なものではない。

また、社会不安障害と遺伝子レベルで共通する部分が大きいが、環境的な要因の違いで、どちらを発症するかしないかの差が生まれると考えられている。

回避性パーソナリティ障害と診断された七十名の被験者を対象とし、親の養育態度を調べたノルウェイの研究（EiKenaes et al., 2015）によると、親が愛情深く、かつ過保護・過干渉でないと判定されたのは、男女とも約一割にとどまったのに対して、愛情深い世話が不足しているのにもかかわらず、過保護・過干渉な家庭は、男性の六割、女性の約五割に達した。ついで、多かったのは、愛情深い世話が不足しているが、干渉もしない放任の家庭で、男性の二割、女性の約四割を占めた。

男女ともに、愛情深い世話の不足が、回避性の傾向と強く関連していた。一方、過保護・過干渉な養育は、男性では、より強く回避性の傾向と関係していたが、女性は男性ほどでなかった。

この結果は、臨床的な実感とも一致するもので、愛情深い世話の不足も、過保護・過干渉も、回避性の傾向を強めるリスクとなり得るが、前者の方がより有害であると言える。

特に、両者が合わさった場合には、最悪の環境を作ってしまう。

恐れ・回避型愛着を生む養育とは？

前章でみたように、回避性パーソナリティに最も特徴的な愛着スタイルは、回避型ではなく、不安型の要素も併せもった恐れ・回避型というスタイルである。したがって、恐れ・回避型がどのように育つのかを知ることは、回避性パーソナリティの要因の理解にもつながるだろう。

恐れ・回避型愛着スタイルは、自分に対しても他者に対しても否定的なイメージを抱き、自分のような嫌われ者は、冷たい他人が優しくしてくれるはずがないと思い込み、本当は愛されたいのだが、冷たい仕打ちが返ってくるのが怖くて、相手に近寄ることができないというジレンマを特徴とする。相手が優しく手を差し伸べようとしていても、否定的な思い込みによって、差し伸べられた手を信じることもできず、それを振り切って、自分の殻の中にひきこもってしまう。

こうした彼らの行動パターンが、幼い頃のどういう体験から生まれたものかは、容易に想像がつくだろう。否定的な自己イメージは、親や家族から絶えず否定的な言葉を浴びせられてきた結果であろうし、不親切で、冷たく、助けてくれないという否定的な他者のイメージは、その人が助けを求めたときに、優しい助力ではなく、冷たく突き放すような言葉や仕打ちしか返ってこなかった経験によって、脳裏に刻み込まれたものだと言えよう。

しかし、その人は、回避型になるほどには、養育者への期待を切り捨てることができなかった。それはなぜだろうか。実際のケースで考えると、回避型のように放っておいてさえもらえず、意地悪な目で監視されながら、いつ否定的な反応や恐ろしい仕打ちがやってくるかに怯えて、息が詰まるように暮らしていたという状況が目に浮かぶのである。

否定的な養育と恥ずかしい体験

幼い頃、養育者との間で育まれた愛着という土台の上に、さらにさまざまな体験が加わって、その人の認知、感情、行動を統御するシステムが出来上がっていく。それがパーソナリティだ。後の体験が、初期の歪《ゆが》みを修正する方向にはたらくこともあるが、多くの場合には、土台が傾いていると、積み重なる経験は、さらに偏りを強める方向に作用してしまいやすい。それに、幼い頃においてさえ、不利な環境におかれた子どもが、その後、打って変わって恵まれた環境を与えられることは、通常、望み難い。そうした不利な環境の中で、どうにか子どもはバランスをとろうとして、特有の偏りをもったパーソナリティを身に付けていく。それもまた、過酷な日々を生き延びるための適応戦略の結果なのである。

では、回避性パーソナリティは、どのような体験によって生みだされ、強められるのだろうか。

精神分析などの力動精神医学の理論では、回避的行動を、拒否や失敗といった体験による辱《はずかし》めを避けるための防衛と考える。過剰に回避的行動に頼ってしまうのが回避性パーソナリティ障害であるが、そこで重視されるのは、恥じらいや羞恥心である。

羞恥心とは、自分自身が他者に対してさらけ出されることを恐れる気持ちであり、その根底には、自分を、他人の評価に耐えられない、蔑まれ、嫌われても仕方がない存在とみなしてしまう自信のなさがある。自分を卑しい、劣った存在とみなしてしまうために、相手の視線や評価にさらされることに気後れを生じ、そのため相手と直面することを避けようとするのだ。

こうした傾向は、幼い頃からの体験の積み重ねによって発達したと考えられる。その典型的な体験は、親から失敗や欠点を始終非難されて育つことである。褒められた記憶がなく、叱られてばかりいたと回想することが多い。実際には優れた能力や長所をもっていても、親から無能で取り柄のない存在のように扱われて育つと、自信のない人間になってしまいやすい。身近にいる優れた存在と比べられ、否定的な評価ばかり受けることも、しばしばみられる状況である。

二十二歳のふみ子さん（仮名）は、現在無職で親と同居しているが、早く社会に出なければと焦っている。だが、そう思うと、余計に動けない自分を感じてしまう。社会に出ることを恐れ、自分の意志で動くことが不安になってしまう。何かしようとした途端に、どうせうまくいかないという否定的な考えが、際限なく浮かび上がり、動きが止まってしまう。

だが、最初からこんな性格だったわけではなかったという。まったく逆だった。小学校三、四年までのふみ子さんは、むしろ積極的で、行動力に満ち、リーダー的な存在だった。負けず嫌いで、一番に手を挙げて発表し、難しいことほど、熱心に取り組もうとした。

そんなふみ子さんが、中学生になる頃には、いつもおどおどして自信のない女生徒に変わってしまっていた。何が起きたのか。

そこにかかわっていると思われるのは、母親の接し方だった。母親はとにかく褒めずに、できないところだけを叱るタイプの人だった。それだけならまだよかったのだが、その叱り方に大きな問題があった。母親は、ふみ子さんが何か失敗すると、ただ注意するだけでなく、そのことを周囲の人に大げさに知らせて、一緒になって貶《けな》し、笑いものにするというやり方を好んだ。「ちょっと聞いて。この子ったら、こんなこともできへんのよ」とわざわざ父親や上のきょうだいに向けて発表するのだ。

そんなとき、ふみ子さんは、身も縮む思いで、恥ずかしさに耐えたという。間違えたこと自体よりも、自分は人の笑いものになるような愚か者だという意識が次第に刻み込まれていった。

楽天的で、間違いも恐れず自分の考えを言っていたふみ子さんは、いつのまにか人から笑われるのではないかという恐れのため、知っていることも言うのをためらう臆病な子どもに変わっていった。

学校での体験や友達関係も影響する

親の養育に、さらに追い打ちをかけるのが、学校での体験や遊び友達との関係である。

授業中に周囲から笑われたり、教師から叱責されたりする体験は、恥の意識を刺激し、また嘲笑や叱責を受けることを恐れ、それに対して過敏になると、同じような状況を避けるようになる。失敗するかもしれないと、指名されたり、人前で発表したりするのを避けようとする。そのために、一番安全なのは、学校に行かないことである。そうした失敗体験や恥ずかしい出来事がきっかけとなり、不登校になることは珍しくない。

回避性パーソナリティの人では、そうした体験をしていることが多く、自信がもてない。特に人に面と向かって何か言うとか、人前で何かするということに、羞恥心がはたらき、抵抗が強い。

いじめられた体験の後遺症

否定される体験、ことに恥ずかしい体験をすることが回避性パーソナリティの一つの要因となることと関係しているが、回避性パーソナリティの人では、いじめられた体験をしていることが少なくない。

いじめは、その人の居場所を奪い、存在価値を否定する行為であり、それだけでも深く傷つくのだが、さらにその傷を複雑なものにするのは、そこに恥の感情が入り混じることによってである。いじめられるという状況は、明白な暴力とは異なり、人前でからかわれたり、なぶりものにされたりするという状況をしばしばともなう。いじめには、みんなが、犠牲となった人の困る姿を見て面白がるという見世物的な要素がある。そのため、被害に遭った人は、辱めを受けたという感覚や恥ずかしさを覚えることになる。

いじめられたことを他の人に打ち明けるのをためらうのは、そのためでもある。傷つけられただけでなく、恥ずかしい体験として感じられるため、そのことを他の人に知られることも恥ずかしいと思ってしまうのだ。傷ついた気持ちに恥ずかしさの気持ちが結びつくことで、厄介なコンプレックス（心理的複合体）を形成してしまう。

単に傷つけてくる攻撃なら、相手が悪いのだと片づけられるが、恥ずかしさは、自分もみっともない、人から笑われる存在だという否定的な自己評価を含みやすい。それだけに、相手が悪いということだけで、払いのけることが難しい。いじめは、単なる攻撃でなく、そうした心理操作でもあるのだ。

自信のなさと恥ずかしさの感覚が入り混じった回避性パーソナリティに特有の心理を、いじめは生み出し、強めてしまいやすいと言える。

気分の落ち込みと無気力で悩む女性

二十七歳になる碧《みどり》さん（仮名）は、慢性的に長く続く気分の落ち込みと、無気力で苦しんでいた。人前での緊張も強く、生活はひきこもりがちで、外にもあまり出られていない。他の医療機関で投薬などの治療を受けてきたが、一向に良くならなかった。発達検査もしたが、発達障害は見当たらないと言われた。現在も抗うつ薬を服用している。

碧さんが困っている点として挙げたのは、「他人の言ったことや行動が気になり、悪い方向に憶測してしまう。他意のない言葉でも、傷ついてしまう」ということで、他人の否定的な評価にとても敏感になっていた。

碧さんは幼い頃から不安が強く、引っ込み思案なところがあった。そのため、強い相手に支配されやすく、逆らうことができなかった。きついことを言われても、言い返すこともできず、言われっぱなしだった。いじめる側としては、よけいに好都合だったのだろう。女子のグループの狭間《はざま》で、うまく立ち回れず、居場所がない状況でいつも厭な思いをした。

碧さんの救いは、読書や絵を描くことだった。美術系の大学で過ごした四年間は、他の時代とは異なり、派閥争いに巻き込まれたり、仲間外れにされたりということがまったくなかった。誰もがマイペースだったし、それでいてクラス全員が仲良かったのだ。今まで社交が苦手だと思っていた碧さんは、周りから社交上手だと言われた。そんな言葉は思ってもみないことだった。自分に対する否定的な見方が随分薄らいだ。
しかし、就職で出遅れてしまった。やはり社会に出るのにためらいがあって、ぐずぐずしているうちに、募集がなくなってしまった。よく面倒を見てもらっていた先生に事情を話したら、自分の事務所に来ないかと言ってくれ、そこで働かせてもらうようになった。ところが、いつまでもそこにお世話になるのも気がひけて、デザイン事務所の面接を受けて採用された。そこまでは良かったが、これまで働いていた先生のところとは打って変わって、厳しいことを言われた。直しても直しても、ケチをつけられた。みるみる自信が砕かれて、辞めてしまったが、それっきり外で働くことが怖くなってしまったのだ。以来無気力な生活が続いていた。

回避性の人では、否定的な評価に過敏で、せっかく努力していても、うまく評価されないと、一気に自信をなくしてしまいやすい。それまでの否定的な体験が蘇《よみがえ》り、仕事のことをただ指摘されただけなのだが、全人格を否定されたような気持ちになってしまう。しかし、このタイプの人でも、安心感をもてる環境に恵まれると、次第に力を発揮するようになる。

その後、碧さんは、デザイナーとして就職するのが怖くなり、一般の事務社員として就職する道を選んだ。そこで、ホームページや広告制作、ディスプレイの手伝いをする中で、上司からその能力を認められ、実質的にデザイナーとして働くようになった。対顧客の仕事ではないが、碧さんが手がけた商品の売り上げが急増するなど、社内でも評価を得ている。この碧さんのように、回避性の人は自己評価は低いものの、本当は優れた能力を備えていることも多く、その才能をうまく活用しないことは、実にもったいないと言えるだろう。

「どうせダメな自分」という思い込み

否定的な体験、ことに恥ずかしい体験が回避性パーソナリティを生むという仮説は、精神分析から分かれ、発展した認知療法においても引き継がれた。たとえば、認知療法の創始者であるアーロン・ベックによれば、回避性パーソナリティ障害の人は、自分はどうせ拒否されるという誤った信念のために、対人関係をもつことに臆病になり、親密な関係へと誘われたときも、二の足を踏んでしまうという。

回避性の人にとって、自分とは、とても不完全で、人と違っていて、他人から嫌われるような存在だという思い込みがあり、また、彼らにとって他者とは、不親切で、無関心で、どうせ自分なんか拒否されるという誤った確信をもっている。自分が愛すべき存在でない上に、他者に優しさを求めたところで期待外れに終わるという二重の思い込みによって、親密なかかわりに乗り出していくことができない。

他人とかかわりをもつ場合も、否定的な思い込みのために、相手の反応を悪い方に解釈し、やはり自分は拒否されている、疎まれていると思い込み、自分の悪い確信をさらに強めてしまう。良い体験があったとしても、別の悪い体験によって、すべては水の泡となり、やはり他人は誰も自分のことなど受け入れないという結論に至ってしまう。自己像も他者像も、どちらも悲観的なのが特徴である。

心理療法家のローナ・スミス・ベンジャミンは、回避性パーソナリティ障害の人は、親や家族から、アラさがしをされたり、からかいをうけたりして、常に否定的な評価にさらされてきたが、同時に、親や家族との間には比較的強い結びつきがあり、ある程度、心を開くことができるし、頼っている面もあるとする。

本当は他者から受け入れられ、愛されることを望んでいるが、否定的な評価や拒否をさけるという恐れのために、臆病にならざるを得ないのだ。しかし、長い時間をかけて少しずつ打ち解け、心を開いても大丈夫だと安心を得ると、家族とのような親密な関係をもつこともできる。

自分からはなかなか本音を言わないが、このタイプの人も親から愛されたいと思っているし、認めてほしいと思っている。クールなようで、人一倍家族思いの人も多い。

ただ、親の方は、自分から積極的に甘えてきたり、気持ちを言ってきたりしないこのタイプの人の気持ちに気づきにくいこともある。他のきょうだいが、明るく、気軽に甘えてくるようなタイプの場合には、次のケースのように、どうしてもそちらに関心を奪われがちだ。すると、このタイプの人は、その陰で日照不足になってしまう。

日向の姉と日陰の妹

沙奈恵《さなえ》さん（仮名）は、何をするのにも気力がなく、資格をとろうと一念発起して入った通信制大学にも行けずに、鬱々とした状態が続いている。やらないといけないとわかっていても、肝心なことは一日延ばしにして、ぼんやりしてしまうか、インターネットなどどうでもいいことに時間をつかって、だらだら過ごしてしまう。何をするのも面倒くさいと思ってしまう。どうしてこんなふうになってしまったのか。

沙奈恵さんの両親は、共働きで、母親は教師だったため、一歳を過ぎた頃から、沙奈恵さんは保育所に預けられた。最初の記憶は、保育所の砂場で遊んでいる場面だが、よく泣いていた記憶がある。二歳年上の姉がいて、姉は活発で、しっかりしていたが、沙奈恵さんは、内気で不安が強く、泣き虫なところがあった。何でも話して、うまく甘えられる姉とは対照的に、沙奈恵さんは、自分から甘えたり、話を聞いてもらったりすることがあまりなかった。

普段は大人しくて、何も言わないのだが、気に食わないことがあったりすると、変に強情になり、不機嫌な態度をとることがあった。それを、「わがまま」と言われ、「もっと素直になりなさい」と、よく母親から叱られた。気軽に甘えられる姉の方が、母親のお気に入りで、心のうちを言わず、甘えても来ない沙奈恵さんは、母親からすると、やりにくいばかりの、可愛げのない子だったのだろう。

母親も忙しかったので、子どもも自分のことは自分でするのが基本だった。あまり世話を焼かれたという記憶はない。ノートとか教科書とか、他の家では、母親が時間割を点検してくれたりするのかもしれないが、そんなことは滅多にしてくれなかったので、自分が忘れたら、それでおしまいだった。落ち着きがないとか注意散漫というわけではないが、何度か忘れ物をして恥ずかしい思いをしたことがある。授業は真面目に聞き、成績もそこそこだったが、優秀だった姉と比べると、影は薄かった。状況を察して、そつなく行動するといったことも苦手で、要領が悪かった。そういう点も、目端が利く姉に比べて、教師の母親からすると、ダメな子と思えたのだろう。

それでも、中学一年ごろまでは、さほど問題があったわけではない。最初の挫折を味わったのは、中学二年のこと。テニス部に所属していたが、ダブルスの試合で、ペアの子の足を引っ張ってしまい、自分のせいで負けてしまったと思った。何か言われたわけではないが、ペアの子が、自分と組みたくないと思っているような気がして、練習を休みがちになった。そのうち、ペアだった子は、新しい子とペアを組み、やはり自分は邪魔だったのだと思った。テニス部は結局辞めてしまった。

それから、自分の存在を示せるのは勉強しかないと思い、猛勉強するようになった。自分なりに頑張って、中堅の進学校に入れたが、それが自分の首を絞めることとなる。睡眠時間を削って、夜中から起きて明け方まで勉強しても、中位の成績をとるのがやっと。それだけ頑張っても、少し気を抜くと、みるみる成績が下がってしまう。沙奈恵さんは、段々息切れするようになった。高二の一学期、体調を崩して勉強が思うようにできなかったこともあり、目を覆わんばかりの成績をとってしまう。母親からも父親からも責められ、こんな成績では大学にいけないと言われた。ストレートで国立大学に入った姉との差を、自分でも感じずにはいられなかった。

いくら頑張っても、どうせ自分はダメだという敗北感のようなものが、その頃から沙奈恵さんの心に巣くうようになってしまった。その一方で、プライドだけは高く、模擬試験のとき、志望校に選ぶのは、到底無理な有名大学ばかりだった。

一旦失速し始めると、意欲も下がり続け、以前ほど努力することもなくなった。当然のことながら、志望校には入れず、滑り止めで受けた私立大学に行くこととなった。そのことが自分でも不本意で、その大学のことも、そこに来ている学生たちのことも、心のどこかで見下していた。そんなふうに一線を引いて付き合っていたのでは、友達とも打ち解けられるはずがなかった。親しい友人もできないまま、いつのまにか孤立していた。大学に行くのが、ますます苦痛になり、夏休みが明けた頃から、休みがちになった。そんな沙奈恵さんに、両親は冷ややかで、「行かないのなら辞めて」と迫られ、結局、大学は中退することとなる。

何をやっても、うまくいかない。自分は誰からも受け入れてもらえないし、失敗するだけだという気持ちが、ますます強まることとなった。一日中、部屋から出られず、ベッドの上でゴロゴロして過ごすことも多かった。その頃がどん底だった。ひきこもりのニートそのままだったと思う。

沙奈恵さんの様子に、両親も心配し始めた。何か病気かもしれないというので、近くの精神科に連れていかれて、問診や簡単な検査を受けた結果、注意欠如障害（ADD）だと診断された。ADDは、生まれもった脳の機能的要因で、注意力が著しく低下する状態だ。診察した医師は、沙奈恵さんが、忘れ物をして恥をかいたという体験を語ったことに着目し、この障害を疑ったらしい。だが、後で明らかとなるが、これは全くの誤診だった。沙奈恵さんが自信をなくし、おどおどしたり、集中力が低下したりしているのも、ADDの症状だと判定されたのだ。

沙奈恵さんは、人生がうまく行かなかった原因が、生まれつきの障害だとわかって、納得できる面もあったが、余計に自信をなくす面もあった。やはり自分には障害があるのだという診断結果は、やはり努力したところで、うまくいきっこないのだという思いを強めてしまったのだ。

いっそう無気力で投げやりになり、何もしないで暮らす日々がしばらく続いた。何をしたところで、どうせ失敗するだけだという思いから、動く気になれなかった。

その頃の救いは、読書だった。本は昔から好きだったが、勉強でいそがしかったので、読むのを我慢しているところもあった。だが、大学も辞めてしまい、することがなくなったことで、気晴らしに本を読むようになったのだ。

漠然とだが、何か本にかかわる仕事ができたらいいのにな、という気持ちがあった。そんなある日、立ち寄った本屋にアルバイト募集の張り紙がしてあった。どうせ自分なんか雇ってもらえないだろうと思って、行動に移すことはできなかった。だが、次に行ったときには、もう張り紙はなくなっていた。がっかりしている自分がいた。

それから半年ほど経って、また募集の張り紙が出ていた。沙奈恵さんは、帰ると、勇気を振り絞って書店に電話をした。そこから、沙奈恵さんの復活が始まることとなる。

傷つくことに耐えられないのは?

ベックが定式化した回避性パーソナリティ障害の病理には、もう一つの特性が取り上げられている。

それは、回避性パーソナリティ障害の人では、心理的耐性が低いという点である。そのため、傷つくことに耐えられないために、心理的な負荷から逃れようとする。たとえば、人から少しでも拒否されることは、回避性パーソナリティ障害の人にとって耐えがたく感じられてしまう。そんな思いをするくらいなら、最初からかかわりをもたない方がましだということになる。実際、回避性パーソナリティ障害の人では、落ち込むことや不快な考えに対して耐性が低い。そうしたネガティブな感情や考えを、耐えがたい苦痛と感じてしまうのだ。

認知療法では、原因についての究明はしないのだが、回避性パーソナリティ障害を理解するためには、その点を素通りするわけにはいかない。

なぜ、心理的耐性の低下が起きているのか。それは生まれもったものなのか。それとも、何か後天的な要因によるのか。そこで浮かび上がるのは、心的外傷理論による説明だ。

そもそも回避という反応が起きるのは、ある行為が、何か不快な結果と結びつくことを学習した結果である。

たとえば、私の友人は、真夜中に渋谷・道玄坂《どうげんざか》の裏通りを歩いていて、チンピラ風の男たちに絡まれた。ぼこぼこにされ、眼鏡を壊されたが、家出中の身だったので、警察に駆け込むこともできない。たまたま私が彼の部屋を訪れると、腫れて内出血した顔を伏せ、部屋の隅にうずくまっていた。顔の怪我が治っても、しばらくは、道玄坂の方に足を向けようとはしなかった。それだけならわかるのだが、足音や物音にもやけに敏感になり「つけられている」と言って、きょろきょろするかと思えば、以前より無口になって眼鏡の手入ればかりしていた。幸い一年もすると、元の能天気な友人に戻ったが、後から考えれば、暴漢に襲われ、リンチを受けたことが、相当な心の傷になっていたのだろう。

深い心の傷（心的外傷）は、無気力とともに過敏な状態を生み、心理的耐性の低下をもたらす。心の傷に関係したものや場所を回避するだけでなく、以前なら耐えられたようなことにも、耐えられなくなる。心の骨が折れたようなものであるから、以前なら軽々ともちこたえられた重荷でも、激痛が走るのだ。

回避性の人にも、同じことが起きているのではないのか。しかし、彼らがみんな、戦争や大災害や暴力犯罪の被害に遭うようなトラウマを受けているとは、もちろん考えられない。一体、何のトラウマなのだろうか。

慢性外傷症候群としての回避性

ここで知っておいてほしいのは、トラウマとは、大災害や事故、犯罪被害のように、命や安全を極度に脅かされる、たった一度の出来事によって生じることもあるが、一度の出来事としては、命にかかわるほどではない比較的軽い攻撃やストレスであっても、それが慢性的に長期間繰り返し続くことによって、トラウマとなりうるということだ。

その典型は、収容所などに長期にわたって拘禁されることによるものであるが、もっと身近で起きやすい状態としては、虐待やDV（ドメスティック・バイオレンス）にさらされながら、逃げ出すこともできずに家庭という牢獄《ろうごく》につながれて暮らすことである。

こうした状態に長年おかれた人は、まるで強制収容所体験をした人のように、主体性をもつことを放棄し、他者への受動的な従属と自己無力感にとらわれ、横暴な支配者に気に入られ、目の前の苦痛や攻撃から逃れることにしか関心がなくなってしまう。そして、そこから解放された後も、まるで横暴な支配者が今も見張っているかのように、主体性をもつこともなく、ただ受動的に、無力感にとらわれて生きることしかできない。

こうした事態は、特別なケースや例外的な家庭の問題だと言い切れるだろうか。一見何の問題もないように見える、むしろ善意に満ちた団体や家庭においても、実質的には、それと近いことが起きてしまってはいないだろうか。

たとえば、有名進学校に合格することをスローガンに、子どもたちやその親を煽って、受験勉強へと駆り立て、プレッシャーを与え続けることは、強制収容所体験に似た慢性外傷を生みはしないだろうか。年端のいかない子どもにとって、受験戦争を戦うことは、戦争体験の後遺症にも似た慢性外傷症候群をもたらしてはいないだろうか。

密室化した家庭で、強権をふるい、ときにはヒステリックに子どもを叱る親は、子どもにとって収容所を仕切る、気まぐれで、冷酷な看守のような存在ともなり得る。無力な子どもは、叱責や罵声を浴び続けながら、言いなりになるしかない。そうした境遇で何年もの時間を過ごす子どもたちは、主体性を放棄し、受動的な服従を身に付け、自己無力感の中で、ただ目の前の苦痛から逃れることだけを考えるようになってはいないだろうか。

「教育虐待」という言葉が、しばしば使われるようになったが、教育という美名のもとに、子どもの生きる力そのものを壊していないか心配である。

手厚い教育を受けたはずなのに、「何を学びたいの?」「どんなことに関心があるの?」と訊ねても、はかばかしい答えが返ってくることは、むしろ稀で、特に学びたいことも、やりたいこともないという子の方が多いという現状は、その教育とやらが、主体的な意欲や興味を育てるものとしてではなく、奪うものとして機能していることを、悲しいまでに見せつけているように思う。

かつて受験戦争を経験した若者たちには、スチューデント・アパシーと呼ばれる無気力状態がみられた。その後、競争はどんどん緩くなり、経済の低成長も相まって、主戦場が大学入試から就活に移ったこともあり、大学生にかつてみられたような無気力状態は、一昔前ほど深刻でないようだ。しかし、主体性の欠如や受動性という点では、かつて以上に深刻化しているようにも思える。

若者たちが、責任や負担を避けようとしたり、チャレンジを避けようとしたりするのは、幼い頃から、あまりにも多くの責任や負担を、しかも本人の意志とは無関係に、背負わされたためではないのか。あまりにも多くの望まないチャレンジに早くから駆り立てられたためではないのか。次項以降でみていくように、そうした状況は、非常に身近なものとなっている。

主体性を奪われる体験

慢性外傷症候群や強制収容所状態とまではいかなくても、回避性の人にみられやすい状況は、その人自身から芽生える主体的な関心や意欲を無視され、周囲の一方的な期待を押し付けられて育ったということである。

ある青年は、よく勉強もでき、成績も優秀だった。長男だったこともあり、父親は本人に期待をかけた。本人は野球が大好きで、中学に入ったとき、野球部に入りたいと言った。ところが、野球部の練習がきついと聞いていた父親は、学業への影響を心配し、あれこれと理屈をつけて、野球部に入ることを断念させてしまった。青年は、珍しく悔しがったが、父親には逆らえず、結局親の決定に従った。

その後も、特段問題なく、成績もそれなりによく、地元の進学校に合格できた。中学、高校と、歴史の面白さに目覚め、一般向けの本では飽き足らず、専門的な歴史書を読んだりした。だが、大学進学という段になって、青年が歴史をやりたいと言ったのを、父親は、「そんなところに行ったら、就職がない」の一言で一蹴した。しぶしぶ青年は、父親が勧める経済学部を進学先に選んだ。

毎日大学には休まずに通って、きちんと単位もとった。しかし、経済学に興味を感じることはなく、暇があると読んでいるのは、歴史や文学の本だった。父親は、そんな姿を見て、面白くない顔をした。

四回生になると、大学にあまり行かなくてよくなったこともあり、青年がどこか無気力に暮らしていることを、家族は感じていた。就職活動はどうしたのかと聞いても、はかばかしい答えが返ってこない。しびれを切らした父親は、手をまわして、ある大手の会社に採用してもらえるように段取りした。その日、とにかく面接を受けに行きさえすれば、採ってくれる手はずになっていた。

ところが、当日になって、青年は面接をすっぽかした。せっかくの話がフイになった上に、顔をつぶされた父親は烈火のごとく怒った。だが、息子はただうつむいたまま、何一つ反論しなかった。父親が最後に言いたいことがあったら言ってみろというと、青年はおもむろに顔を上げて言った。「おれのことは、もう諦めてくれ」と。

その後彼は、長いひきこもり生活に入った。この青年が口癖のように言ったのが、「どうせおれなんかダメだから」という自己否定の言葉だった。

この青年の表面の行動だけを見れば、安定した就職口をフイにした彼の行動が理解できないと感じ、お膳立てしたうえに、面目をつぶされた父親を気の毒に思うだろう。

しかし、それまでの経過をたどっていくと、彼がとった行動は、自分の主体性を守るための最後のプロテスト（抗議）だということが見えてくるだろう。本来であれば、父親の意思に刃向かって就職を拒否したことは、あっぱれなこととも言えるのだが、そうした行動をとったものの、やはり父親の価値観の中でしか暮らせない青年は、自分のことを親の期待を裏切ったダメな人間だとみなしていたのだ。どうせ自分はダメだという思い込みは、しばしば親の評価を映し出したものである。

重すぎる期待と決められた人生

主体性を奪われるという状況は、少子化が進み、親がともすると過保護・過干渉に子どもにかかわりがちな今日では、非常に身近なものだと言えるだろう。親が共働きで忙しく、あまりかまわれずに育つというケースが増える一方で、専業主婦の母親が付きっ切りで子どもの世話や勉強の指導をするというケースも依然多い。少ない子どもにかけられる期待は大きくなりがちだ。親が働いていて、温《ぬく》もりのある世話やかかわりは不足気味なのに、期待や口出しだけは、人一倍多いという最悪の状況も起きがちだ。ことに、親が期待をかけ、口出しすることが、子どもに愛情をかけることだと勘違いしている場合には、親の期待は、害しか生まなくなる。

昨今、回避性の傾向をもった若者が増加している一因として、この最悪の組み合わせ、すなわち子どもに手間暇を掛けることはしないが、期待やお金は掛けるという、一見よくしているようで、実は子どもを痛めつけてしまうという状況に少なからぬ家庭が陥っていることを指摘できるだろう。

ことに親がなまじ成功していたり、社会的地位の高い仕事に就いていたりすると、子どもにかかる期待とプレッシャーは当然大きくなり、いつしか子どもを縛っていることが多い。主体性を侵害する上に、長期にわたってプレッシャーを加えることで、意図することとは裏腹に、手足を縛って、水攻めにするようなことになっていたりする。そこから逃れても、長い期間、無気力に陥り、自分が何者か、何になりたいのかわからないとしても、不思議はないだろう。

過保護に育った従順な子

真紗美《まさみ》さん（仮名）は、二人姉妹の下に生まれた。姉は活発で、何事も自分から行動するのに対して、真紗美さんは小さい頃から大人しく、いつも姉の陰に隠れるように育ってきた。不安が強く、学校も塾も、慣れるのに時間がかかる方だったが、一度慣れてしまえば、あまり問題なくやれてきた。ただ、何をやるにしても、自分からやりたいと言ったことはなく、教育熱心な母親がいろいろ調べて、一番良さそうなものを選んで決めてくれた。真紗美さんは、母親の決定に一度も逆らったことはなく、当然の如く母親が決めてくれた通りにしてきた。中高一貫の私立の女子高を選んだときも、大学を選んだときも、母親がここなら間違いないと言い、その意見に従った。

あなたはお姉ちゃんのように優秀でないから、手に職をつけたらいいと言われ、経理ならつぶしが利くと、商学部に進んだ。

就職先も、自分では決められず、母親が、ここがいいんじゃないと言った一言で、いまの職場にした。だが、入ってみて実際に働きだすと、特別やりたかったことでもないので、心から楽しいわけでもない。ただ、安定しているし、三、四年我慢すれば、一通りのことは身に付くので、我慢するしかないと思っている。最近は、本当に自分はこの道を選んでよかったのかと思うこともあるが、他に何かやりたいことがあるわけではない。

今も、母親に対して感謝しているが、最近は縛り付けられてきた大きな柱のように感じて、煩わしくなることもある。母親は、真紗美さんがどう考えるかではなく、すぐに答えを言う人だった。真紗美さんも、母親が答えを言ってくれるのを、いつしか待っているようになった。おかげで、母親の助言なしでは、何も決められない。そんな自分にいら立ち、母に対し無性に腹が立つときもある。

仕事がつらくなり、愚痴を言うと、こんなに恵まれて安定している仕事なのに、何が不満なのかと、母親に逆に怒られてしまう。母親には愚痴も言えない。

そんなある日、真紗美さんは、電車の中で過呼吸発作を起こし、会社に行けなくなってしまった。体の方が拒絶し始めたのだ。

従順さと諦めの背後にある親の支配

回避性の人は、強い存在に逆らうことができない。衝突し反発するよりも、諦め、従うことを選ぶ。その受動性や従順さは、理不尽なほどで、第三者が見れば、どうして反発し、自分をもっと主張しないのだと歯がゆくなってしまう。相手の言い分がまったく不当であっても、本人の方が能力的にも人格的にもずっと優れている場合でも、気の強い相手から言われると、口をつぐみ、何も言い返そうとしないのだ。

回避性の人は、最初から物事を諦めたようなところがある。一番血気盛んで、夢が膨らむ年ごろであっても、まるで老境に差し掛かった人間のように、諦念とも悟りとも言えるような、自己卑下と欲の乏しさを示す。どうせ自分は……、というのが口癖なように、最初からうまく行かないに違いないと諦めてしまうのである。

相手を押しのけてでも、自分を主張するということは苦手で、たとえ自分に理があろうと、強い調子で来られると、引き下がってしまう。

こうした従順さや諦めの背後に見えてくるのも、過剰な親の存在感や支配である。

森鷗外の場合

『舞姫』や『山椒大夫《さんしょうだゆう》』『阿部一族』といった作品で知られる森鷗外、本名森林太郎《もりりんたろう》も、過剰な母親の支配に抗することができなかった人である。母峰子に頭が上がらず、その言いなりであったことはよく知られている。峰子は、もともと難しい読み書きができなかったが、息子に指導するために、自ら勉強して、漢文なども身に付けたという。そして、鷗外が文筆活動で忙しくなると、校正をしたりして秘書役を務めた。

鷗外が結婚してからも、息子に対する干渉を同じように続けたため、妻との関係がおかしくなってしまった。それでも、鷗外は母親の干渉を余計なお世話だとは思わず、むしろ感謝していた。

鷗外は、代々医者の家系に生まれた期待の男の子であり、しかも父親も祖父も養子だっため、ことさら期待をかけられて育った。医者となって家業を継ぐことが最初から決められていたのである。物覚えが良く、優秀だったため、一家の期待はさらに大きく膨らむ。年齢を誤魔化《ごまか》し、飛び級で、第一大学区医学校（現東京大学医学部）に入ると、エリート街道をひたすら歩むこととなる。

そんな鷗外には、どこか主体性に欠け、運命に逆らえないところがあった。文学研究者たちが、「レジグナチオン」（ドイツ語で、諦め、諦念の意）と呼ぶ鷗外の特性に通じる。現実的な社会問題に直接切り込むことは避け、歴史に題材をとった仮構として、極めて間接的な形で、その悲劇性を描こうとした。

そうした創作における態度は、実生活において、もっと顕著な形でみられた。作家として立つことは無論避け、医者でありながら、生涯公職に身を置き、役人として生きたことも、教職を辞して筆一本で生きていく決断をした漱石とは対照的である。何重にも保険をかけた、安全第一の生き方だと言えるだろう。

情緒的なややこしい問題になると、自分で対処しきれず、頬かむりしてしまうところもあった。ドイツに留学したときに、ベルリンである女性（自伝的小説『舞姫』では「エリス」、以下「エリス」）と懇《ねんご》ろになるが、鷗外はエリスとの関係をきっぱりと後始末をしないまま帰朝した。そのため、鷗外の帰国からわずか二週間後、エリスは彼を追って日本までやってきてしまう。

結局、エリスを説き伏せて、ドイツに帰らせたのは、鷗外自身ではなく、彼に泣きつかれた親戚や家族で、鷗外はエリスとろくに会いもせずに、逃げまわっただけであった。

そんな不甲斐《ふがい》ない現実とは違い、エリスとの恋愛事件が描かれた『舞姫』では、彼の愛を失ったエリスは絶望し、精神に異常をきたしたことになっている。

現実では、自らの本音を言うことを禁じられていた鷗外にとって、小説という形で表現することは、彼の逃げ場所となっていたのだろう。

実際に、作家や詩人には回避性の傾向をもった人が少なくない。現実の中で自分のやりたいことをやすやすと行うことができるのならば、わざわざフィクションという方法で、表現する必要もない。

成熟した大人になることの拒否

社会人となり自立することへの恐れや、パートナーと愛し合い、子どもをもつといった責任に縛られることへの不安といった回避性の特徴は、別の見方をすると、一人前の大人として成熟することへの拒否という面をもつと解することもできる。

まだ自分が自立した存在として自信をもてないとき、成熟した大人として責任を担い、社会に出ることも、結婚し子どもをもつことも大きな負担と感じられる。社会に出て、他人と渡り合いながら生活していくことも、扶養家族をもち、子どもを育てることも、大人として成熟して初めて、負担というよりも喜びに変わるのである。

ところが、まだ幼い子どもの頃から、期待や責任ばかりを強調され、押し付けられて育つと、それが重荷になってしまい、大人になることに喜びや希望を感じられない。ちょうど、結婚する相手を幼い頃から決められてしまっているように、大人になることは、喜びが成就するというよりも、幸福な日々が終わりを告げるように感じられる。

大人になることを拒否することは、子どもの頃から大人のように遊ばせてもらえず、やりたくもないことを強いられ続けた子どもの、最後の抗議なのかもしれない。

第五章　回避を強める現代人——適応か進化か？

環境が遺伝子の働きを変える

これまでの章で、人が面倒だと感じてしまう根底にある問題として、回避性パーソナリティを取り上げ、そうした状態を生む要因として、回避型、ことに恐れ・回避型の愛着スタイルが関係していることや、それを強めてしまう否定的な養育や恥ずかしい体験、長年にわたって過剰なプレッシャーにさらされてきた状況に多く出会うことを述べてきた。

臨床的な実感としても、この二、三十年の間に回避性の人や回避型の愛着スタイルを示す人が増えていることを感じざるを得ないが、調査研究によって示される数字もその印象を裏付けている。いずれもアメリカのデータであるが、一九九〇年代には、回避性パーソナリティ障害の一般人口における割合は、〇・五〜一・〇％と比較的頻度の低いものとされていた。ところが、二〇〇一―二〇〇二年の調査では、二・四％という有病率が報告され、二〇〇七年には、その割合は成人の五・二％にも上ったのである（Lenzenweger et al., 2007）。

一方、回避型愛着スタイルについては、大規模な調査は行われていないものの、一九九〇年代までの研究では、回避型愛着スタイルの割合は、欧米で、概ね二割程度とされてきた。ちなみに、途上地域ではその割合が低い。かつての日本も例外ではなく、一九八五年に札幌で行われた満一歳児を対象にした研究では、回避型は一例も認められなかった。ところが、その後日本での割合も欧米並みになり、近年行われた大学生を対象とした調査では、およそ四割に回避型が認められている。

このように、一般人口のレベルで、こうした課題を抱えた人たちが、特に若い世代を中心に増えているとすると、個々の問題というだけでなく、社会レベルでの変化が影響している可能性がある。回避性パーソナリティ障害における遺伝要因の関与は六割程度と比較的高いが、肥満指数（ＢＭＩ）における遺伝要因の関与は七七％と推定され、回避性よりさらに高いが、それでも、栄養状態がよくなって肥満の人が急増した。環境レベルの変化で、回避性パーソナリティを抱える人が増えたとしても不思議はない。社会の仕組みや在り方、人々の生活スタイル、価値観といったものが激変したことによって、わずか数十年の間に、知らずしらず消極的な戦略で生きる人が増えることになっているのかもしれない。

また、近年では、環境の変化自体が遺伝子の発現を変えるだけでなく、遺伝子そのものさえも変化させることがわかってきた。

このことを考えるうえで、環境が生き方の違いを生み、やがて、それは、遺伝子レベルの違いや種の違いさえも生み出すということについて、一つの例を取り上げてみよう。

家族愛か自己愛か　その違いを生む仕組み

愛着の研究において、非常に貢献した種に、ハタネズミというネズミの仲間がいる。ハタネズミの一種、プレーリーハタネズミは、アメリカの大草原に暮らすが、とても家族の絆が強いことで知られる。そのため、愛着の研究に好都合だったのだ。

プレーリーハタネズミは、ひとたび夫婦になると、相手が死なない限り、絆を保ち続ける。子どもとの愛着も強く、少し親から離されただけで、甲高い叫び声を上げる。夫婦は協力して子育てをし、立派な巣をつくって、大家族で暮らす。

ところが、同じハタネズミでも、山地に棲むサンガクハタネズミという種になると、まったくライフスタイルが異なる。簡易な巣穴の中で、単独で暮らし、発情期にだけ異性と交わりをもつが、交尾が終わると、もう二度と会うこともない。母親は単独で子育てをし、子どもは、父親を見たこともない。母親との関係もあっさりしていて、母親から離されても、あまり鳴きもしない。授乳が終わると、巣穴から追い出され、他人になる。子どもは、一匹で生きていくしかない。

ライフスタイルでみると、正反対とも言えるくらい違うのだが、遺伝子レベルでは、わずかの違いしかなく、きわめて近縁の種なのである。このライフスタイルの違いは、どこから由来するのか、いろいろ調べられた結果、脳内にある受容体の分布に重要な違いがあることがわかった。受容体とは、信号を伝える伝達物質の受け手のことで、受容体に伝達物質がたどり着くことで、信号が伝わる。

受容体には、伝達物質ごとにさまざまな種類がある。決定的な違いが認められたのは、オキシトシンというホルモン（脳内では神経ペプチドとして働く）の受容体であった。オキシトシンは、まさに愛着を司るホルモンで、脳内でも、重要な役割をしている。このホルモンが働くことで、親密な感情が生まれたり、社会性が高まったり、ストレスや不安、過敏さが軽減され、寛容で穏やかな気持ちになるといった作用がある。絆の維持や子育てといったことに不可欠な役割を果たしている。

このオキシトシンの信号を受け取るのが、オキシトシン受容体である。いくらオキシトシンがあっても、オキシトシン受容体がないと、オキシトシンの効果は発揮できない。最近では、オキシトシンの点鼻薬が普及し、誰でも手に入るようになっているが、点鼻をしても効果は一時的で、中長期的な効果はあまり認められないようだ。その理由は、オキシトシンを投与しても、受容体が増えるわけではないからであり、むしろオキシトシンを乱用することで、受容体がダウンレギュレーション（過剰な刺激を受け続けると、受容体の数が減ってしまう現象）を起こして、逆にオキシトシンの働きが悪くなってしまうことも危惧される。ちなみに薬物依存やアルコール依存では、快感を生む神経伝達物質ドーパミンに対して同じことが起きている。

では、プレーリーハタネズミとサンガクハタネズミでは、受容体の分布にどんな違いがあったのか。もっとも決定的な違いは、家族の絆が強いプレーリーハタネズミでは、オキシトシン受容体が脳の側坐核《そくざかく》という領域にも豊富に認められるのに対して、サンガクハタネズミでは、ほとんど認められないという点であった。

側坐核とは、快感の中枢である。人が楽しいと感じ、またそのことをしたいと思うのは、喜びを生みだす仕組みが備わっているからだ。側坐核が興奮することで、その喜びが生まれている。覚醒剤を使ったときも、ギャンブルやゲームをして興奮するときも、この側坐核の興奮が起きている。側坐核に、オキシトシン受容体が豊富にあると、オキシトシンの分泌が活発になるような行為、すなわち、他者とのふれあいや肉体的接触、親密な関係、子育てといったことが、より大きな喜びを生みだすと考えられる。

喜びという報酬があるので、その行為を飽くことなく続けることができる。覚醒剤やギャンブルにはまらなくても、人と親しく交わり、子育てをすることで、生きる喜びを得られるのだ。

プレーリーハタネズミは、パートナーや家族と触れ合うことで、大きな喜びを得られるため、強い絆が維持され、サンガクハタネズミは、そうした喜びが手に入らないため、単独で暮らすことを好むという説明が成り立つのだ。

回避型の増加をもたらす環境変化とは?

人間の場合、種が異ならなくても、オキシトシン受容体の分布が豊富な人と、乏しい人がいるようだ。実は、オキシトシン受容体の数や分布を左右するのが、幼い頃の環境なのである。特定の養育者から、よく世話を受けた人では、オキシトシン受容体が豊富に存在するようになり、その結果、オキシトシンの働きが良い。

ところが、幼い頃、愛情や世話が不足した環境で育つと、オキシトシン受容体の発達が悪くなってしまう。すると、どうなるか。人と交わることや子どもを育てることでは喜びが得られず、もっと直接的に側坐核を刺激するような物質や行為にのめり込みやすい。それが、ギャンブルや薬物、食べることや買い物への依存を生む。そうすることでしか、生きる喜びを味わえないからだ。幼い頃、愛情不足を味わった人で、依存症や過食症のリスクが増すのは、そうした理由によると考えられる。

話をハタネズミに戻すと、一緒にいることが喜びを生むプレーリーハタネズミでは、絆が維持されるが、喜びをもたらさないサンガクハタネズミでは、持続性をもった絆は存在しない。

ネズミと人間を一緒にするなと言いたいところだろうが、実は、愛着の仕組みに関する限り、人間もネズミも、基本的に全く同じである。オキシトシン・システムは、哺乳類に広く共有されている仕組みであり、人間だけが特別なわけではない。ハタネズミに起きることは、人間にも起こり得るのである。

実際、愛着が安定した人と、希薄な愛着しかもたない人との違いは、プレーリーハタネズミとサンガクハタネズミの違いに、どこか似ている。人間はおおむねプレーリーハタネズミ型のライフスタイルで暮らしてきたと言える。ところが、この数十年の間に、急速にサンガクハタネズミ型のライフスタイルを選択する人が増えている。回避性とシゾイドの区別がなくなろうとしていることにも象徴されるように、回避性の人にも回避型愛着をもつ人が増えたり、恐れ・回避型のケースでも、回避の部分が強まっていたりする。全体として、回避型の傾向をもつ人が増えているとすると、現代人は、急速にサンガクハタネズミ化しつつあると言える。

それにしても、なぜそんなことが起きているのか。一体、どんな環境変化が、愛着の希薄化、つまり回避型化をもたらしているのだろうか。

それは、一言で言って、近代化である。近代化は、さまざまな社会変動の総称である。産業化（工業化）、都市化によって、資本の蓄積が進み、人々の生活は便利で、快適になったが、社会は見かけの豊かさとは逆に、その実質は、緑一杯の草原から荒涼とした山岳地帯に変貌したとも言えるだろう。その急速な環境変化に適応した結果が、回避型の増加となっているように思える。

個人主義に適した回避型

社会の近代化は、産業化や都市化という社会の構造的な変化をもたらしただけではなかった。そこで暮らす人々の内面的な価値観やメンタリティの変化を同時にもたらすことになった。その一つは、個人主義の浸透である。個人の自由や自己実現に大きな価値をおく個人主義社会では、共同体といえども、個人を束縛すべきではないと考える。国や故郷のために身命を賭して奉仕することなど論外で、個人主義がさらに徹底していくと、家族や配偶者、さらには子どものためであってさえも、自分が犠牲になる必要はないと考える。

誰もが自分のことを優先する社会にあっては、自分より他人を優先する人は生き残りに不利である。生き残るためには自分のことだけを考え、家族であっても、大切に思いすぎない方が有利なのである。家族を大切にしない生き方は、自分の子孫を残すうえでは不利かもしれないが、個人主義にとっては、個人がすべてである。子孫が繁栄するかどうかや家族が喜ぶかどうかなどは、大して重要でなく、その人自身が、幸福かどうかがすべてである。

こうしたことを書くと、少し極端なのではないかと思われるかもしれないが、現実には、もっと極端なことが起きている。たとえば、最近相談という形でよく出会うのは、親の育て方が悪かったとして、子どもが多額の金銭を要求するケースだ。子どもから、金を払わなければ殺すとか死ぬといって脅されて、泣く泣く老後の資金として蓄えていたお金を支払ったケースもある。借金までして、それでも支払いきれず、危害を加えられることを恐れて、親の方が夜逃げをしたというケースさえある。

そんな事態になれば、何のために子どもなど育てたのかと思いたくなるだろう。

逆に親の方も親の方で、それまで跡継ぎや秘蔵っ子として可愛がっていた子どもが思い通りにならなくなると、生活費を与えることをケチり始め、家の立ち退きを要求し、訴訟沙汰になることもある。自分に刃向かったわが子には一銭も与えず、自分の思い通りになる存在を、これみよがしに養子に迎えて、そちらに全財産を残そうとすることもある。

それなら最初から、子どもなどに期待して可愛がったりしなければよかったのにと思う人もいるだろう。

個人主義が行き着くところまで行き着けば、親子でさえ、いつ何時、慰謝料や損害賠償をめぐって対立する被告と原告にならないとも限らない。わが子を大切に育てたつもりでも、虐待されたと訴えられるかもしれないし、親の方も、そんな危険を冒してまで子育てするのは、ますます割に合わないと思うかもしれない。

わが子でさえ、そのありさまだ。ましてや他人に過ぎない夫婦など、いつ盗人に変貌するか知れたものではないと、暗澹《あんたん》たる思いになる人もいるだろう。

実際、愛の始まりは甘美《かんび》な夢だが、終わるときは無残なものだ。結婚して子どもがいるという場合には、倒産した会社に借金取りが群がるように、なけなしの財産の奪い合いが始まる。将来の給与まで差し押さえられたも同然で、養育費や慰謝料に首が回らなくなっている人も少なくない。また、逆に、約束した養育費の支払いも反故《ほご》にされ、女手一つでわが子を養うために、身を粉にして働いている女性も大勢いる。

最初から他人の親切や愛情など期待しない回避型の生き方は、無駄な夢をみないだけ、裏切られることもないと言えるだろうか。冷たい個人主義社会は、寒冷な山岳地帯のように殺伐としている。そこにうまく適応して生き残れるためには、他人の優しさや温もりなど必要としない心と体をもつことが一番なのか。

周囲を見渡す限りでは、人類は、どうやらその方向に進化を遂げようとしているようだ。

体験の画一化と失われる主体性

主体的な意欲というものは、本人が関心をもつことに取り組む中で、少しずつ育まれていくものである。ところが、実際に子どもがする体験というものは、昔に比べると、画一化され、狭くなっている印象がある。何に関心があるかを、どの子どもに聞いても、実に同じような返事しか返ってこない。

たとえばしっかり管理された家の子どもの場合、塾やその宿題に多くの時間を奪われ、わずかの余暇は、ゲーム、アニメやマンガ、ネットの動画に費やされる。勉強をしているか、画面をみているか。子どもが社会性を育んだり、関心のあることを深めたりする暇は、なかなか見当たらない。

全国どこに行っても同じような店が立ち並んでいるのと同じように、どこに行っても同じような思考や行動パターンの子どもたちにしか出会わない。好きなことや興味のあることを聞いても、同じような答えしか返ってこない。その画一性は、怖くなるほどだ。

溢れかえる刺激も、多様なようでいて、それは見せかけの多様性であり、本当に新鮮な体験をする機会は少なくなる一方に思える。なぜなら製品やサービスとしてパッケージ化された、複製可能な体験は、真の主体的体験とは言えないからである。

しかも、ITメディアの発達により、膨大な情報にさらされつづけるため、情報過負荷になってしまう。情報過負荷な状態に置かれると、人は主体的に考え、行動することが難しくなる。肝心な情報がどれか見分けることができなくなり、たまたま目に入った情報に、場当たり的に判断や行動を左右されやすくなる。

さらに、情報過負荷な状態が続くと、無気力や無感情といった状態を引き起こす。パソコンやスマートフォンを十五時間くらいやり続けたことがある人なら、覚えがあるだろう。

新鮮な興味や意欲などといったものは、消え果ててしまう。それが長期にわたって続けば、何が起きるかは想像に難くない。中年世代でも、現実的な課題に対する気力が低下しているとき、しばしばスマホのやりすぎだったというケースが目立つようになっている。現実回避とITメディア依存が結びつくことで、回避が泥沼化するケースも増えている。

高度な情報処理装置である脳をもつ人間だからこそ、情報革命の前と後では、種が異なるほどの影響を免れないだろう。

回避と心理的アレルギー

さしたる理由もないのに、学校に行くのが面倒だったり、気が進まなかったりする要因として、学校に対する心理的なアレルギー反応が生じていることが多い。この「学校アレルギー」は、「学校恐怖」とよばれるものほど、絶対学校に行けないというわけではないのだが、できれば行くのを避けるという方向に、いつのまにか行動を支配する。無理をして行ったとしても、苦痛が次第に大きくなって、やがて足が遠ざかるということを繰り返しやすい。

学校はどうしてもダメだが、アルバイトには平気に通えるという人も多く、こうなると別に集団がダメというわけでもなく、ただ学校アレルギーとしか言いようのない状態だ。学校アレルギーの人にとっては、学校時代が一番つらい時代ということになる。それゆえ、学校を離れると、すっかり人生が好転し、溌剌《はつらつ》と本領を発揮し始める人もいる。

回避という現象を考える場合、心理的アレルギーとしてとらえることもできるだろう。トラウマによって起きた恐怖症というほどではないが、心に不快感や抵抗が生じてしまうのである。花粉症の患者が増えて困っているように、多くの人が心理的アレルギーを抱えやすくなっているのだろうか。もしそうだとしたら、なぜ心理的アレルギー体質の人が増えているのだろう。

そもそもアレルギーとは、感作《かんさ》という現象により、ある抗原に対して抗体が作られることによって起きる、過剰な防御反応だ。問題は、異物とみなさなくてもよいものに対して、過剰な異物認識が起きてしまうことだ。この過剰な異物認識が、感作である。

ではどういうときに、感作が起きてしまうのだろうか。一つは、抗原に触れる機会が多いほど、感作が起きやすいことがわかっている。特定の花粉の飛散がこんなに増えなければ、スギやヒノキのアレルギーになることもなかった。たまに接触するくらいなら、異物として過剰反応する必要もないのだが、あまりにも接触する度合いが増加すると、異物反応が起きやすくなる。

もう一つは、バリアーと呼ばれる防御機構が弱っていて、突破されてしまったときに、感作が起きやすい。具体的に言えば、皮膚が傷ついていて、真皮という下の層に、直接外部の物質が触れてしまうと、アトピーなどを引き起こすことがあるし、胃の消化機能が未発達なときに、摂った食物が腸にまで入り込むと、食物アレルギーの原因となる。

こうした原理は、心理的なアレルギーにも当てはまる。学校も、適度な負荷である限りは、拒否反応が起きる危険は少ない。ところが、負荷が増えすぎたり、学校の縛りが強すぎたりすると、異物性が強まり、拒絶反応が起きやすくなる。

そこに追い打ちをかけるのが、傷つけられたり、失敗したりする体験だ。心の表皮が傷つけられ、無防備な真皮がむき出しになって、不快な体験を消化しきれないまま、心に採り入れてしまうと、さらに感作の危険が増すわけだ。

無菌室化と増加する人間アレルギー

学校アレルギーなら、学校に行かなくていい年になれば、卒業できる。しかし、重い回避のケースでは、人間自体に拒否反応があり、社会にもなじみにくいというケースも少なくない。接したいが、接すると不快な拒絶反応が起きてしまうという回避性の状態は、人間に対するアレルギーが起きていると解することもできるだろう。

近年アレルギーが急増している要因として、清潔すぎる環境の関与が指摘されている。幼い頃からクリーンすぎる環境で暮らすと、過剰な免疫反応を抑える仕組みが発達せず、アレルギーになりやすくなるのだ。雑菌や家畜の糞や寄生虫といったものが身近にある環境で育った方が、アレルギーになりにくい。ほどよくバイキンにも感染し、共存する術を覚えた方が、無菌室状態で潔癖に育てられるよりも、生きやすいということになる。

大家族で、雑魚寝《ざこね》して暮らすことが当たり前の環境で育った世代と、小さい頃からベビーベッドや子ども部屋に隔離され、他の子どもと体を使って遊ぶ機会もあまりない無菌状態で育った世代では、他者を異物としてとらえてしまう傾向にも差が生まれるだろう。

幼い頃に触れることによって免疫反応を抑える仕組みは、免疫寛容とも言われるが、人間に対する免疫寛容ができあがらないままの人が増えているとも言えるのだ。そして、この免疫寛容に相当する仕組みこそ、愛着ではないかと思われる。愛着が十分育たないまま、社会に出ることを余儀なくされる人々は、人間アレルギーにも苦しめられやすいように思える。

社会の無菌室化はまた、触れ合うことの不足した対人関係の無機質化であり、結局は愛着という仕組みが、うまく働かなくなっていることにほかならないだろう。いま日本だけでなく、世界レベルで、そうした変動が起きているのである。

第六章　回避性の人とうまく付き合う方法

部下が回避性の場合

若い人に回避性の傾向が強まっていることもあって、最近の会社では部下が回避性というケースも増えている。アグレッシブな上司の場合は、部下の態度が、やる気のない物足りないものに思え、つい発破をかけたり、ときには激しく叱りつけたりする。しかし、そうした常識的な対応は、大抵事態を悪化させてしまう。一気に潰れてしまうか、会社に来られなくなってしまうというケースも少なくない。

回避性の人は、期待や責任を過大に感じ、大きなプレッシャーがかかると簡単に潰れてしまう。まず、そのことを理解しておくことが大事だ。能力的には、とても優れた面や独特の感性を備え、うまく使えば、よい持ち味を発揮してくれる。

今日では、回避性の人をうまく使いこなせないと、人が回らない時代になっている。営業系の職場ならば、体育会系の人や自信たっぷりな人たちばかりを集めることもできるだろうが、技術系や専門性の高い職場となると、むしろ回避性の人たちが主役で、このタイプの人を除外したのでは、業務が成り立たない。回避性の部下を、どれだけうまく使いこなし、その能力を発揮させるかに、上司の腕が問われるとも言える。

では、どういう点に配慮する必要があるのだろうか。

まず一つ目は、急に責任や負担を増やさないことだ。回避性の人は、実際には余力がある場合でも、責任や負担が増えることに対して不安が強い。負担が増えるという点に意識が向かうと、自分に耐えられるか自信がなくなり、そんなつらい思いをするくらいなら逃げ出したいという気持ちになってしまう。

このタイプの人は、現状を維持しようとする傾向が強い。それゆえ、新しいこと、慣れていないことをやらなければならないと聞いただけで、不安が兆し、うまくできなかったらどうしようと尻込みしてしまう。

逆に言えば、慣れたことを続け、現状を維持することには抵抗がない。あんな単調なことを毎日やっていて苦痛ではないかと思うようなことでも、割合苦にならずにこなし続ける人が多い。最初は自信がなくても、一旦慣れてしまえば、きちんとこなしてくれる。あまり目移りしないので、飽きて投げ出してしまうということが少ない。

それとは対照的に、自信たっぷりの自己愛性が高い人や新しいものにチャレンジするのが好きな新奇性探求の高い人では、短期的には、覚えも早く、目覚ましい活躍をみせたり、派手なパフォーマンスで人目を引いたりするのだが、仕事が慣れっこになる頃には、意欲も関心も急降下し、また新しいことの方に目移りしてしまう。退屈だと感じたら、我慢などしないので、台風のようにどこかに行ってしまう。気がついたら、周囲が引っ掻き回されただけということもしばしばだ。

覚えるのも慣れるのも時間がかかる回避性のタイプは、効率が悪いようで、実は効率がいいのだ。派手さはないが、いったん身に付けたことを地道にやり続けてくれる。このタイプの人にとっては、新しい環境に飛び込んでいくことの方が、リスクも不安も高いので、現状を維持した方が安全なのだ。そのため、このタイプの人の安全を脅かすようなことをしない限り、末永い付き合いがしやすい。

存在感が稀薄《きはく》で、毒にも薬にもならないように思うかもしれないが、そこが長い目で見ると有利に働くのだ。自己主張が強く、しっかりした存在感をもつ人ほど、役に立つ一方で、毒もまき散らしてしまう。周囲は賞賛しながらも、心のどこかではうんざりし、そろそろ消えてほしいと願っている。何かの拍子に摩擦や衝突が起きると、もう共存することが難しい。どちらかが出ていくしかない。影響力が大きいだけに、出ていくにしろ、組織には激震が走る。ときには、組織が真二つに割れてしまうこともある。結局、長い目で見ると、かえってリスキーな面がある。

その点、回避性の人は、基本的に人畜無害である。頼りない面もあるが、衝突や摩擦を好まないので、敵に回るリスクが少ない。敵に回ったとしても、自分から立ち去るだけなので、それほど怖い相手ではない。しかも、口下手で自慢をしたりはしないが、能力は高いことも多く、ことに、専門領域では優れた能力を発揮する。社交に時間を割かない分、仕事や自分の好きなことに時間を使ってきた結果だ。

このタイプの人に居心地のいい職場環境を整え、長くいついてくれるようにすることは、長期的に組織の力を高めることになる。遊び心や自由な気風を大事にし、主体性を重視するグーグルなどの新しいタイプの会社の成功は、まさに、そうした新しい発想に立つ職場環境の整備によってもたらされている部分も大きい。

その意味で、回避性の人にとって最悪の上司は、何かというとすぐに部下を怒鳴るようなタイプだ。回避性の人は、大きな声や怒鳴り声といったものに、特に強い拒否感を示すことが多い。そもそも争いが嫌いという前に、感情をむき出しにすることだけでも、不快だと感じる。感情的になるような人は、もはや古いタイプのリーダーであり、新しいタイプの組織に居場所はない。

しかし、仕事を任せる以上、負担や責任が増えることは避けがたい。では、負担や責任を増やさざるを得ないという場合、どのように対応するのが良いだろうか。

まず一つは、強制するのではなく、本人の主体性を尊重することだ。「やってもらう」ではなく、「やってみないか」「やってくれると、ありがたい」と、相手に逃げる余地を残した方がいい。そして、実際に逃げ場所や助け船を用意しておく。このタイプの人は、相談するのが苦手で、うまく行かない事態に遭遇しても、自分で何とかしようとして、行き詰まってしまうことが多い。「困ったら、私を頼ってくれたらいい」「きみをしっかりバックアップする」「やれるところまでやってくれたらいい」と、追い詰めない。

その方が、プレッシャーが下がり、実際に力を発揮しやすくなる。

「お前の責任で何とかしろ」「お前がやるしかない」という言い方でいくと、このタイプの人は、それだけでつぶれてしまう。「お前が責任を取れ」ではなく、「いざとなったら、おれが責任を取る」と言っておくだけで、安心して頑張れるのだ。

負担や責任を増やすときも、時間をかけて徐々にやった方がうまくいく。急がば回れの原則は、特にこのタイプの人に当てはまる。本人に責任がかかりすぎないように、チームで責任を担う仕組みを作るのも一法だろう。

社内コミュニケーションを活発にしたり、コミュニケーション力のアップに熱心な人が、社員にスピーチをさせたり、デスクの垣根を取り払って、オープンスタイルにしたりするところもある。だが、実際には、回避性の人にとって、それはただ苦痛が増すだけで、職場の居心地が悪くなる効果しかない。朝礼でやらされる一分間スピーチが厭で、仕事を辞める人もいる。一分間スピーチをする能力と、技術的な能力はまったく無関係だ。良かれと思ってソーシャル・スキルトレーニングなどをしても、それを楽しく思うのは、トレーニングなど必要のない人で、本当に必要な人には苦痛なだけだ。

上司が回避性の場合

昨今では、上司が回避性だということも少なくない。もともと回避性の人は、責任を担ったりリーダーシップをとったりするのは苦手であり、上に立つのは向いていない面もあるのだが、必ずしも悪い面ばかりではない。まず、回避性の上司は、衝突や対立を好まないので、感情的に怒鳴りつけるということも滅多にない。日常的に大声を上げ、部下を平気で罵《ののし》る自己愛性の強いパワハラ上司に比べると、まず接する上でのストレスが小さい。自分を振り返ることを知らず、部下の意見など聞く耳をもたない独善的なところも少なく、こちらの意見にも一応耳を貸す。

ただ、回避性の上司の最大の欠点は、自分で責任を取りたがらないことだ。自分で判断し、決定するのも苦手で、決断が遅い。対応も延び延びになりがちだ。部下に判断や対応を押し付け、しかも、責任まで押し付けてくることにもなりがちだ。

また、新たな試みやチャレンジにも慎重で、積極性に欠ける。失敗するリスクや負担が増えることの方にばかり目が行って、無理をせず現状維持で行こうとする。だが、結局それが、対応の遅れにもつながり、後手後手に回ってしまうことにもなりがちだ。機敏さや機動性というものには、欠けたところがある。

したがってやる気のある部下ほど、頭を押さえられる感じになり、せっかくの意欲をそがれてしまう。

部下としては、どうすればいいのか。回避性の人を動かしている最大のモーメント（動因）は、不安である。不安から逃れようとして、新たな負担や決断を回避しているのである。新たな負担や決断を行う方向に上司を動かすためには、さらに大きな不安を掻き立てることで、このままでは危ないという危機感をもたせる必要がある。もっと大きな不安だけが、面倒なこともやるしかないという覚悟を決めさせるのだ。

したがって、「何か手を打たないと、大変な事態も危惧されます」とか、「このままでは、責任問題にもなりかねません。それが心配です」という具合に、今すぐ対応しないと将来に大きな面倒が迫っていて、上司の責任問題にもなりかねないということを親身に心配しているというスタンスで伝えるのだ。将来の危機については、その中身はあいまいにしつつ、「責任」「負担」「面倒なこと」「厄介なこと」「困ったこと」「大変な事態」「争い」「クレーム」「訴訟」「紛争」「感情的な対立」「心配」「危惧」「危険」といった言葉をちりばめ、表情や態度に、そこはかとない不安や危惧を湛《たた》えてみせる。わざと沈黙がちになり、とりすがる言葉もないというふうにするのも良いだろう。

ときには、相手に状況判断を求め、答えさせるのも一つだ。その場合も、あまりにストレートに言うと、煙たがられるので、「すぐご決断いただかないと、ちょっと困ったことにならないか……。大丈夫でしょうか？」といった具合に、念を押す形で、相手に問いを投げかけることも一法だろう。

「ちょっと過剰反応しすぎじゃないか」とか「もう少し様子を見よう」とか、時間稼ぎ的な反応が返ってきた場合には、「まだ大丈夫というご判断でしょうか？」と、相手の判断に念を押す。回避性の人は、念を押されると、言質《げんち》をとられるのを嫌い、できるだけあいまいな言い方ですり抜けようとする。「別に大丈夫とは言ってないが、慌てて対応する状況ではないということだ」と、どっちつかずの答え方をする。

これ以上追い詰めても嫌がられるだけなので、「わかりました。そう致します」と一旦引き下がる。だが、これだけ楔《くさび》を打ち込んでおくと、それがじわじわ効いてくる。何しろ回避性の人は、不安が強いので、部下から指摘された危険について、嫌でも考えるようになる。部下の言うような面倒な事態になりはしないか、その場合に、自分の責任問題にならないか、心配でたまらなくなってくる。二日もしないうちに、自分から部下に声をかけ、対応をどうしたらいいいか、頼ってくることになる。

恋人が回避性の場合

回避性の人は自分に自信がなく、どうせ嫌われてしまうと思ってしまう。そのため、好意を寄せてくれる人と出会っても、なかなか自分から好意を打ち明けることができない。ど真ん中のストライクを見逃してしまうという、実にもったいない結果に終わりがちだ。相手はじれったくなり、その煮え切らない態度にやがて失望し、自分に気がないのだと思って、立ち去ってしまうこともしばしばだ。

回避性の人が、誰かと恋人関係に乗り出していけるのは、相手から明白な好意や、告白、誘いを受けたときである。相手が受け入れるとわかっていれば、自分から告白したり、誘ったりすることもあるが、不確定な要素が強い場合には、かなり慎重になってしまう。どちらかが勇気を出して、ことを進めない限り、いつまでたっても友達のままだ。

回避性の人同士だったりすると、ゴールインすることは、至難のわざにも思えるが、若さとは偉大だ。性的エネルギーという駆動力が、針の穴にラクダを通すような奇跡を起こしてしまう。

回避性同士の場合には、有利な面もある。どちらもなかなか一歩を踏み出せないものの、かといって、回避性の人の場合は、見知らぬ他人にはすぐになじめないので、気軽に相手を替えるということには抵抗が強い。結局、一旦なじんだ相手のことを、気長に待ち続けることが多いのだ。

『ノルウェイの森』をはじめ純愛物語の主人公たちが、大抵、回避性パーソナリティの持ち主なのには、セックスが重荷で、プラトニックな関係を好むということもあるが、新しい相手になじみ、関係をもつことに抵抗が強く、一度抱いた思いにしがみつき続けることになるということがある。恋愛においても、現状維持を好む傾向は同じである。

デートをして楽しい時間を過ごす機会が何度かあれば、そろそろ次の段階に進んでもと、普通ならば期待するだろう。ところが、恋人が回避性の場合には、このセオリーが通用しない。次のステップに一向に進まないのだ。デートはするが、体に触ってても来ないという場合もあれば、セックスはするが、結婚や子どもの話をすると、気のない返事が返ってきて、すぐに話を変えるという場合もある。回避性の人からすると、接触の度合いが増えることも、責任が増えることも、心の負担になってしまうのだ。

どうでもいい話をしているときには、盛り上がるのに、肝心なこととなると、逃げ腰になるということが繰り返されると、相手の方は、次第に相手がどう思っているのか、わからなくなってしまう。

そこを無理やり突破するという方法もあるが、回避性の人が恐れをなして、逃げ出してしまうという危険もある。回避性の恋人に年貢《ねんぐ》を納めさせる一番無難な方法は、少しずつ少しずつ既成事実を積み重ね、その関係になじませるというやり方だ。結婚とか、子どもを作るといった、大きな責任を意識させ過ぎない方が良い。いきなり結婚ではなく、通いの関係や同棲をするなかで、二人の関係を日常的な習慣にしてしまう。

そうすることで、回避性の人が抱く新しい変化への不安や責任が増えることへの恐れは、知らないうちに乗り越えられている。もはや日常と化すと、それを失うより維持することが、回避性の人にとっては安心となる。最後の一線がなかなか越えられないケースもあるが、相手が諦めかけた頃に、重い腰を上げることもある。

子どもをもつときも、同じだ。回避性の人が、自分から子どもをほしいと願うようになるまで待っていると、年を取りすぎてしまう。子どもはあまりほしくないと言っていても、実際、できてしまうと変わることが多い。最初は戸惑いや違和感を覚えていても、逃げられないと腹をくくり、かかわらざるを得ない中で、その現実を受け入れるようになる。そうなると、逆にその現実をどうにか維持する方向に変わり始める。

回避性の人は将来の不確定な可能性に対して、過度なまでに不安が強いのだが、既成事実となってしまうと、仕方ないと受け入れるところがある。もはやそれが、逃れようのない現実となった方が、腹が据わるのである。

伴侶が回避性の場合

回避性の人と一緒になるというケースも増えている。回避性パーソナリティの人は、親密さや愛情の表現が控えめなので、愛されたいという気持ちが強い人にとっては、パートナーの反応が物足りなく感じてしまう。自分の気持ちや意思を表現することが少ないので、対立や衝突もないが、何を言っても手ごたえがないという不満にもつながる。

喜怒哀楽が豊かで、オーバーパフォーマンスな人を、回避性の人はどちらかというとうるさく感じてしまうので、相手が熱心に語れば語るほど、回避性の人との間には、温度差が生まれ、相手は共感してもらえないと感じてしまう。

すれ違いが決定的となるのは、パートナーが困っていて、助けを必要としているときだ。パートナーが忙しくて、大変なときも、回避性の人は素知らぬ顔で、自分のことにかまけていたりするので、パートナーからすると、自分のやりたいことだけをして、思いやりがないと映る。それで不満を言うと、さらに事態が悪化しやすい。回避性の人は厄介なことが嫌いだ。厄介なことを強いられると、自分の自由を奪われると感じ、怒りを覚えることも珍しくない。つまり、相手が困っていて助けを必要としているときほど、優しい気持ちになるどころか、面倒くさいことをさせてと腹を立てるのだ。

家事や子育てについても、面倒ごとと捉えるところが強い。そのため、協力してやるのではなく、できるだけ相手に押し付けようとする。近所付き合いや親戚付き合いなども、回避性の人はかかわりたがらない。仕事とか他の用事をもちだして、相手に押し付けようとする。こうした点も、パートナーの不満やイライラの原因となる。ただ、それで不満を言っても、パートナーの訴えに向き合おうとはせず、そっぽを向くか、逆ギレするかだ。

では、回避性のパートナーにも、家事や育児に参加してもらうには、どのようにすればいいのだろうか。やはりこの場合も、習慣化、日常化の原則が重要だ。つまり、役割や担当を決め、ルーチン化して、毎日繰り返すのだ。始めるときは文句を言うかもしれないが、一旦習慣化してしまうと、黙っていても、やってくれるようになる。そして、さりげない言い方で感謝したり褒めたりすることだ。

とはいえ、少々訓練しても、回避性の人は、気が利くタイプの人物ではない。面倒くさがりなところもなくなったわけではない。何をしても、心から楽しむというふうにはいかない。

それゆえ、回避性の相手に、百点満点の父親や母親を期待してはいけない。父親や母親として、夫や妻として当然だというように世間並みの期待をかけてしまうと、相手はそのプレッシャーを重荷に感じ、その責任を投げ出しかねない。三十点か四十点でも、上出来だというくらいでいれば、腹も立たないだろう。

回避性の子どもに対して

回避性の子どもは、失敗することや叱責に対する不安や緊張が強い。周囲はつい、その気持ちの弱さや逃げ腰な態度にいら立ち、もっと積極的にとか、もっとしっかりやりなさいと叱咤《しった》激励《げきれい》してしまう。

しかし、そうした状態にある子は、さらにプレッシャーをかけられると、逃げ場所を奪われたと感じ、パニックに陥ってしまう。自分でも制御できないような事態を経験すると、いっそうコントロールを失いやすくなり、不安やプレッシャーに対して過敏になる。

むしろ、回避が強まっている状態に必要なのは、いつでも回避できるという保証と安心だ。いざとなれば逃げ出せばいいと思えた方が、立ち向かってみようという勇気も得られやすいのだ。

避難場所の確保が、安全感を高めるという、ごく当たり前の原理が、いざ子どもに接するときには、忘れられてしまう。弱って、逃げ出すしかなくなっている子どもに対して、浮き輪もつけさせずに、海に突き落とすような真似をしてしまうのだ。溺れないという安心感があって初めて、子どもは泳ぐことを学べる。無理やり海に投げ込まれた子は、泳ぎを学ぶどころか、二度と水に近寄れなくなる。

回避性の子どもに接する場合に注意すべきもう一つの点は、回避性の子どもは、主体性を侵害されていることが多いということだ。自分がやりたいことを肯定し、応援してもらうよりも、そういうことは役に立たないとか、無理だと言われて、やりたいという気持ち自体を諦めるように誘導されてきた。そして代わりに、親がよいと思うものをやることを知らずしらず強いられてきた。

その結果、自分がやりたいと望むこと自体を諦めるようになったり、本当にやりたいと思うこと自体がなくなってしまっていたりする。こうした子どもたちが、自分がやりたいと思うものを取り戻していくのには、それなりの時間とプロセスが必要だ。本来なら、小さい頃から自分がやりたいことをするなかで育むことを、取り戻していかねばならないのだから。

そのプロセスは、親や周囲の大人が何か教え、指導すればできるというものではない。まったく逆に、親や周囲の大人が、余計な口出しや助言を止めることで初めて、進み始めるのだ。

第七章　回避性が楽になるライフスタイル

回避性の人にとっての適職とは

回避性の人にあった仕事としては、毎日決まった場所で、毎日決まったルーチンワークをこなすことが基本になっているものが良いだろう。強すぎる刺激や感情的なやり取りがからむものは、避けた方が無難だ。争いごとの解決や対人折衝が中心を占めるものも、回避性の人にはストレスが大き過ぎる。競争やノルマに負われる仕事も、あまり向いていない。素早い判断や迅速な行動を求められる職種も、電話一本かけるのにもためらってしまうこのタイプの人には適していない。自分に分担された仕事に、じっくりと取り組めるようなものが良い。

このタイプの人に適した代表的な職種を挙げてみよう。

(1) 専門資格職

法律系では、弁護士のような紛争や交渉が多いものより、文書作成や手続きが中心の司法書士や行政書士、土地家屋調査士、社会保険労務士などが良いだろう。税理士や宅地建物取引士は、顧客との交渉力が求められ、回避性の人にはあまり向かない。

医師は、専門領域によってストレスがかなり違う。回避性の人は、皮膚科や眼科といった、あまり生死にかかわらない領域が向いているだろう。薬剤師も、仕事自体は適していると言えるが、女性が多い職場なので、ある程度の対人関係能力が求められる。理学療法士も、マイペースでできる部分が大きく、向いている仕事だと言える。臨床検査技師、言語聴覚士や眼鏡士のような医療系の資格も、スピーディな判断・対応というよりも、手順をきっちりこなすことが求められ、また、人間関係がシンプルな職場が多いことから、向いていると言えるだろう。

(2) 公務員

一昔前までは、公務員は、回避性の人にとっては、一番安全なシェルターだと言えた。ただ、近年は、人員削減や効率化が、民間企業並みに進められており、役所によっては、殺人的な忙しさが慢性化しているところもある。安定とのんびり働けることを期待し、何十倍もの倍率を突破して、公務員になったのに、数年で辞めてしまう人も少なくない。

その点、比較的まだ緩いのが、専門職として採用された公務員である。こちらも、以前より忙しさが増しているとはいえ、三、四年で異動する一般職よりも、同じ環境でじっくり仕事することもできるので、環境の変化がストレスになる回避性の人には、適していると言えるだろう。公務員の場合には、売り上げとか利益とか、人気といったことは気にせず、公的な福祉の向上という目的のために、職務を行うスタンスなので、金儲けや競争といったことが総じて苦手な回避性の人には、向いている面がある。

(3) 事務職(経理、総務、法務、物品管理、施設管理)

いわゆるクラークとも呼ばれる事務職は、回避性の人にとっては、重要な活躍の場だと言える。ただ、一口に事務職と言っても、働き方はさまざまだ。電話応対や接客が多い受付事務のような業務は、初対面の人と接するのが苦手で、緊張が強く、愛想があまりよくない回避性の人には向かない。事務職として働く以上、電話応対や接客は、避けられないが、その割合が比較的小さく、デスクワークやパソコン作業といった事務処理に、多くの時間とエネルギーを集中できるものが適している。

その意味で、毎月同じ業務が繰り返される、経理事務や施設管理の仕事が向いているだろう。ことに経理事務は、ある程度経験を積むと、つぶしがきく。人間関係で働きにくくなった場合も、転職しやすいという意味で、おすすめの職種と言える。実際、回避性の人も多く働いていて、うまくいっているケースが多い。自分の仕事さえきちっとこなしていれば、指摘や注意を受けることも少ないので、注意や指導で凹《へこ》みやすいこのタイプの人には働きやすい。

いずれにしても、他でも使える汎用性《はんようせい》のある技術を身に付けることは、これからの社会で生き抜いていく上では重要だろう。

(4) 技術職(技能職、職工、職人、現場技術者)

技術職も、このタイプの人には適職であることが多い。おしゃべりをして社交を楽しむよりも、黙々と仕事に取り組む方が、上からは評価される。おしゃべりで社交的な人は、何かの拍子にトラブルを起こしたり、気まずくなって、仕事を辞めてしまったりということも多いが、回避性の人は、派手さはないが、無理なことさえ言わなければ、地道に取り組み続ける傾向があるからだ。雇う側も、そのことを経験的に知っているので、同僚とおしゃべりを楽しむようなタイプの人は、必ずしも上からは評価されない。口は禍《わざわい》の元で、余計なことを言ってしまい、警戒されることも多い。黙々と仕事に励むこのタイプの人の方が、堅実で、信頼できるとみなされることも多い。

したがって、このタイプの人は、無理をして社交的にふるまったり、同僚と親しい口を利いたりする必要はなく、自分のスタイルで控えめに接し、仕事を着実にこなすことに集中した方が良い。

技術職の場合は、その技術に対して給料が支払われているので、いかに優秀な技術を安定的に発揮することができるかが、もっとも重要である。社交下手だろうが、技術の面でしっかりしていれば、問題はない。孤立しない程度に歩調を合わせる必要はあるが、むしろ周囲とのかかわりが稀薄な分、もめ事に巻き込まれる危険も小さい。同僚との付き合いは、あっさりで十分だ。そんなことより、せっせと自分の技術を磨くことに、注力すべきだろう。

使える技術を身に付けるということが重要になるが、学校ではあまり使える技術を教えてもらえないこともある。よく情報収集し、本当に使い物になる技術に、時間とお金を投資することが大事だろう。もちろん、本人の興味も重要だ。興味が全くない分野をやっても、なかなか成果が出ないことが多いからだ。

(5) 販売、営業系

特別な技術や資格、経験もないという場合、営業や販売系の仕事も一つの選択肢だ。総じて、回避性の人は販売や営業に苦手意識をもっていることが多いが、意外にうまく行く場合もある。成功した例をみると、扱う商品やサービスに、特別な関心をもっているという場合だ。このタイプの人では、多趣味というよりも、一つの領域をじっくり深めるというタイプの人が多い。次々新しいことにチャレンジするよりも、長く一つのことをするのを好むためもあろう。その結果、その人が関心のある領域については、ひとかどの知識やテイストをもっているということが多いのだ。

とても内気で社交が苦手だったある女性は、あるブランドの洋服がことさらお気に入りだった。その店に通い詰めるうちに、店員とも懇意になり、アルバイトで働かないかと誘いを受けるまでになった。

今まで外で働いた経験もなく、最初はためらったが、毎日自分が大好きなブランドに囲まれて働けると思うと、大きな魅力も感じた。生まれて初めて、彼女は自分で決断し、その店で働くことにした。それは、彼女が社会に出て自立するうえで、大きな自信を与えてくれた。

また、別の男性は、元々コーヒー業界で働いていたが、上司からのプレッシャーがすさまじく、過労が祟《たた》って、パニック発作を起こすようになった。そのため、コーヒー店での仕事を辞め、他の業種で働き始めたが、毎日がつまらなく、負担が減ったはずなのに、無気力で、パニック発作も続いていた。

そんな彼の唯一の楽しみは、コーヒーを飲むことで、よくコーヒー豆を買いに専門店に出かけていた。そこの店長と親しくなり、コーヒー豆談議に花をさかせているうちに、男性の人柄と豊富な知識にほれ込んだ店長は、うちで働かないかと言ってくれた。接客業に自信をなくしていた男性は、最初は躊躇《ちゅうちょ》したが、気楽にやってくれたらいいという店長の言葉に、もう一度転職を決意する。以来、水を得た魚のように、彼はコーヒー豆の販売に打ち込んでいる。

(6) 作業員(工場、倉庫、施設、現場、保守管理)

専門の技能や経験もないという場合には、作業員として働くことも一つである。作業には根気よく黙々と取り組むので、適している面もある。ただ、こうした職場では、長年働いている主《ぬし》のような人がいたり、口さがないおばちゃんが牛耳っていたりするので、このタイプの人にとっては、少しやりづらい状況になる場合もある。しかし、主のような存在にしろ、おばちゃんにしろ、口は少々悪くても、根はやさしく、親切なことも多い。回避性のような控えめな人には、むしろ親切にしてくれる場合もある。礼儀正しく、きちんと挨拶し、できるだけ愛想よくふるまうことが、うまくやるうえでの秘訣《ひけつ》だろう。

整理整頓が好きなタイプの人では、施設の保守管理や、物品の在庫管理といった仕事が向いている。対人関係も少なめで、仕事の守備範囲も明確なことが多いので、慣れてしまえば働きやすいだろう。

(7) 研究職

象牙《ぞうげ》の塔にこもるイメージが強かった昔の研究職は、回避性の人にとって居心地のよい職場であり得た。しかし、今日、研究の現場は、非常に厳しい競争に日夜さらされている。常に成果を問われ、上からプレッシャーをかけられるのが現実である。研究発表やカンファレンス、会議、講義など、人前で喋らなければならない機会も多い。舌鋒《ぜっぽう》鋭い質問や批判も飛んでくる。それが訓練になる面もあるが、ストレスからうつや心身症になる人も少なくない。

自分の興味のある分野を研究したいという意欲がある場合には、とてもやりがいのある仕事となるだろうが、逃げ場所になるほど、今は気楽な仕事ではない。

（8）自由業

回避性の人にとって究極の理想は働かないで生きていくことだろうが、それに次ぐ理想は、自分のペースで気ままに仕事ができる働き方だろう。作家やフリーの個人事業主である自由業は、会社といった場所や時間に縛られず、上司や会議からも解放される。自宅で仕事をすることもできるし、自分のペースで仕事量を調整することもできる。休みを取りたければ、取ることも自由だ。

もっとも、顧客を抱える身で会社のように代わりの人に頼むこともできないため、逃げ場がなく、責任はすべて自分にのしかかってくる。その点が、回避性の人には向かないのだが、いいところだけ理想化して憧れる人も多い。

自由業で暮らしていくためには、特別な専門技能を独り立ちできるレベルまで身に付けた上に、取引先も確保しなければならない。最初から自由業でというのは、なかなか難しい。

回避性の人は、人付き合いがすぼみがちなので、あまりに早く自由業になり、狭い世界で暮らしてしまうと、世間とのパイプを作らないままに孤立してしまう恐れもある。したがって、最終的に自由業で独立することを目指すとしても、あまりに早くから自由業になってしまうことはお勧めできない。社会に出て、いろいろ経験してからの方がよいだろう。

面倒くさがりを補う伴侶が最適

回避性の人に合う伴侶には、大きく二つのタイプがあるようだ。一つは、同じように回避的な面があり、控えめなタイプで、本人のペースを尊重し、無理なプレッシャーをかけず、安心感を優先する。

どちらも社交的ではないので、家庭を中心に、こぢんまりと過ごすことになるが、当人たちにとっては、とても居心地がよい。本人に比べると、ある程度社交性もあるが、かといって積極的に外で活躍するというほどではなく、家庭的で、献身的に家族を支えることに生きがいを感じている。控えめにサポート役に徹することができるタイプで、回避性の本人も、家の中では主役としてふるまうことができる。

もう一つのタイプは、回避的な面は、まったく共有していないパートナーの場合で、本人とは対照的に、積極的で、高い社会的スキルや自己アピール能力をもち、外でも活躍している。このタイプの人が回避性の人を選ぶ理由は、思い通りになりやすいということがある。陽と陽では、主張がぶつかってしまい長持ちしないが、陰と陽なので、うまくかみ合うのである。

ただ、ないものねだりになる面もあり、本人の回避的なところを物足りなく思い、もっと自分の能力を積極的に生かすべきだと、励ましたり、プレッシャーをかけたりする。それによって、本人の活動が広がる面もあるが、重荷に感じてしまうところもある。

家庭内の主導権は、当然の如《ごと》く、パートナーの方がとるようになり、本人は次第にパートナーから支配されるようになる。主役はパートナーの方であり、家庭内でも、どこか疎外感を覚えながら、暮らしていることが多い。

幸福だと言える結婚をしたケースを見ると、パートナーが、本人の面倒くさがりな面をほどよく補って、秘書役やマネージャー役を務めているというケースが多い。ただ、最初のうちは、そうした役割を積極的に担い、夫婦仲もよかったのに、パートナーがその役割に飽きて、自分の方を優先するようになると、ネグレクトされた過去の古傷が再現され、パートナーに対して不信感を抱くようになる。パートナーは、本人を自立させようとして、そうしているつもりでも、両者の間には次第に溝が生まれていく。

そうならないケースでは、パートナーの献身的なサポートが変わらずに維持されることで、確かな信頼感と自信を取り戻し、回避性だった人も、パートナーとの家庭を維持するために、面倒なことにも逃げずに取り組むようになる。

片思いの方が気楽?

回避性の人では、恋愛はしたいが、セックスや結婚が重荷となりがちだ。恋愛がうまくいったのはよいが、結婚という話が現実味を帯びると、急に気持ちが冷め、相手のことが煩わしくなってしまうというケースもある。

中には、無意識のうちに結婚につながりそうな恋愛を避け、実らない恋にばかりのめり込む場合もある。高嶺《たかね》の花の存在との恋愛を夢見たり、片思いばかりしたりする人の場合、そうした無意識の誘導が働いている可能性もある。恋が成就しないことを、無意識は望んでいるのだ。だから、間違って成就しそうになると、逃げ出したくなる。

本人は片思いに終わる恋愛ばかりしてしまうことを嘆いているが、実は無意識のうちに、恋愛が成就してしまうのを避けて、実らないような恋をすることで、恋愛の面倒な部分に深入りするのを避けているのかもしれない。到底振り向いてくれないような存在に憧れの思いを抱くのも一つだし、結婚して、子どもがいるような相手ばかりを好きになるという場合には、それが免罪符として働いていたりする。気持ちは胸に秘めつつ、今の立場以上のことは期待しないで、そっと相手のことを思い続けることで満足しようとする。

成就することもない代わりに、いつまでも朽ちることもなく、その意味で、意外に息の長い恋愛になることも多い。純愛小説に片思いの話が多いのは、そのためだと言える。成就してしまっては、困るのである。

ブラームス・タイプの片思い

甘い旋律で、今も女性に人気の高い作曲家のヨハネス・ブラームスは、実らぬ恋に胸を焦がし続けたことでも知られる。だが、事実をたどっていくと、恋が実らなかったのは、実は彼がそうさせたためでもあった。

たとえば、二十五歳のとき、ブラームスは最初の大きな恋愛を経験するが、そのときは片思いどころか、婚約指輪を贈るところまで、話は順調に進んでいた。お相手は、美しい黒髪と瞳をもつ、二十三歳の女性で、ゲッティンゲン大学教授の令嬢だった。容姿の点でも、性格や教養の点でも、家柄の点でも、申し分ない相手だった。

ところが、いよいよ結婚という段階になると、ブラームスは二の足を踏み、相手の女性に、実に婉曲《えんきょく》な言い方ではあるが、結婚する自信がないことを手紙で書き送る。愛しているが、「束縛されるわけにはいかないのです」と。そして、自分で断りの文句を言い出すこともできず、こんなふうに続ける。「貴女を僕の腕に抱き、口づけし、貴女を愛しますと言うために、戻って行くべきかどうか、すぐ御返事をください」(三宅幸夫『ブラームス』)と。結婚するかどうかは、最終的に相手に決めてもらおうというのだ。

ここまで逃げ腰の態度をとられては、相手の女性が、失望と怒りを覚えたとしても当然だろう。案の定、女性ははっきりと断りの返事を寄越《よこ》し、婚約は破棄された。それは、ブラームスが内心願っていた結果だと言えるだろう。

ブラームスといえば、作曲家シューマンの妻であり、ピアニストでもあったクララ・シューマンとの恋愛が有名である。クララは、ブラームスよりも一回り以上も年上で、八人もの子どもがいたが、ブラームス自身、本当に愛したのはクララだけだと言っているほど、クララのことを愛するようになる。だが、クララとの世紀の恋でも、ブラームスの悪い癖が出てしまった。シューマンが亡くなって、クララが独身に戻ってしまうと、むしろブラームスの恋心は冷め、友人としての関係に落ち着いたのだ。

同じ「回避性」でも大きな違いが

ここで気を付けておきたいのは、同じ「回避」という言い方でも、回避性パーソナリティと回避型愛着スタイルでは、大きな違いがあり、特に恋愛や結婚生活の部分で、その違いは明確になるということだ。回避性パーソナリティの人では、本当は親密な関係を求めているが、自分に自信がなく、嫌われるのが怖いので、深い仲になることに抵抗がある。しかし、一旦親密な間柄になれば、心を許した相手には、自分の気持ちを打ち明けたり、甘えたりすることもできる。

一方、回避型の人では、愛着自体が稀薄で、親しい関係を求める気持ちも乏しいので、たとえ恋愛関係になったり、一緒に家庭をもったりしても、心から打ち解けたり、甘えたりすることが少なく、相手が困っていても無関心だったり、自分の興味のあることしかしようとしなかったりする。セックスも、欲求そのものが乏しかったり、本人が性欲を満たすためだけの行為となってしまったりで、相手からすると、味気ないものになりがちだ。

つまり、心が通じ合うような関係を求める場合に、より問題になるのは、回避型の方だと言える。回避性パーソナリティの人は、対人関係に臆病過ぎて、親密な関係になるのに時間がかかり、本音がわかりにくい面もあるが、親密な関係ができてしまえば、心を通わすこともできる。しかし、回避型が加わっている場合には、思いやりの気持ち自体が稀薄で、優しさや共感が欲しいときほど、肩透かしをくらうような思いを味わいやすい。

ただ、昨今は、全般に回避型の傾向が強まっていることもあり、回避型が強い回避性パーソナリティのケースも少なくない。そうした場合、自分からは愛情を与えず、パートナーに無関心な一方で、自分は愛されていないという思いを抱き、わかりにくい形で不満を出してくるので、ぎくしゃくしやすくなる。

星新一の場合

回避性の人がその人らしく生き、その人らしく輝ける生き方とは、いかなるものなのか。この章の後半では、二人の人物のライフ・ヒストリーをたどりながら、ポイントとなる点は何か、考えてみたい。

「ショートショート」と呼ばれる超短編で独自の世界を生みだした作家の星新一《ほししんいち》（本名は親一）も、多分に回避性の強いパーソナリティの持ち主だったようだ。以下、最相《さいしょう》葉月《はづき》氏による評伝『星新一　一〇〇一話をつくった人』をもとに、その生い立ちを振り返ろう。

彼は作家として名を遺《のこ》したが、その生い立ちからすると、彼は二代目社長になるべくして生まれた存在で、実際、彼は若くして一部上場企業の社長を務めたこともあった。彼の父星一《はじめ》は、立志伝中の人物とも言うべき星製薬の創業者である。星製薬などといっても、ピンと来る人は少ないかもしれないが、戦前の日本では、星製薬は、武田薬品、田辺製薬などと並ぶ三大製薬会社の一角を占め、ことに星チェーンと呼ばれる小売りチェーンを展開したことから、全国津々浦々までその名が知られていた。

その知名度を生かし、星一は、実業家としてだけでなく、政治家としても活躍した。戦争中は、大政翼賛会という組織の推薦がなければ、当選は難しかったが、政府からも睨《にら》まれていた星一は、大政翼賛会の推薦から漏れたにもかかわらず、当選を果たした。終戦後は、参議院全国区の選挙に出て、トップ当選したほどだ。

人間的にもパワフルで、さまざまな窮地を生き延びていた。あるときは、満州から飛行機で帰国する途中、飛行機が鳥取県の沖合で墜落。一緒に搭乗していた軍人が何人も溺れて命を落とす中、星一は、飛行機から脱出、海を泳いでいるところを、漁船に救助されて九死に一生を得ている。そんな彼を支えていたのは、底抜けの楽天性で、彼の口癖は、「死なないことにきめている」（「おやじ」『きまぐれ星のメモ』所収）というものだった。

星新一は、そんな偉大な父をもったのである。生まれたとき、父親は五十二歳。母親は三十歳だった。星一は初婚で、母親は森鷗外の縁戚に当たる人で、再婚だった。

両親の結婚の少し前から、星製薬は、政敵側の画策もあって、厳しい状況に置かれていた。星一自身、ある事件に巻き込まれて起訴され、経営は火の車となり、結局、新一が幼い頃に倒産してしまう。しかし、それで諦めないのが星一という人物で、自身の無罪が確定すると、会社の再建に奔走し、太平洋戦争が始まるころまでには、かなりもち直すことになる。

それゆえ、一家にとって、星製薬の再興は悲願であり、長男の新一は、そのプレッシャーをまともに受けて育つこととなった。その状況をさらに過酷なものにしたのは、祖父母が幼い新一を溺愛し、さらに下に弟、妹が立て続けに生まれたことから、「母親のぬくもりを知らない」（『星新一』）で育ったことだった。新一は、両親に甘えることを知らない少年だったのである。そんな寂しさを紛らわせてくれたのが、いつも抱いて眠っていた熊の縫いぐるみだったという。

多くの人に慕われ、人望の厚かった星一だが、身近な人を愛することにかけてはあまり上手でなかった。アメリカ仕込みの合理主義者で、情緒的な面には疎いところがあった。教育方針も、いささか極端で、星一は、子どもたちの成績が上がると、ご褒美にお金を与えていたという。当時は、子どもにお金をもたせること自体、抵抗がある時代だった。

幼い頃、新一は近所の子と遊ぶことも許されず、弟妹とさえかかわることは稀で、孤独に隔離された幼年時代を過ごした。そのためか、新一は自分の気持ちをほとんど表現しない子どもに育った。後の作家も、作文の成績はあまりよくなかった。というのも、彼は気持ちや感想を書くのが苦手だったためだ。

だが、新一は彼一流の手段で、他の子どもたちと交わる方法を身に付けていく。笑わせたり、驚かせたりすることで、人気や注目を浴びたのだ。小学校の頃の新一は、ひょうきんで、頭の回転が速く、周囲を笑わすのが得意な少年だった。教室で突拍子もないことを言って、周囲の注目をさらった。

他の子どもに自然にかかわれない子どもは、しばしばひょうきんで面白い存在を演じたり、突飛な行動をしたりすることで、周囲に受け入れられようとする。小学校時代の新一もそんなタイプの少年だったのだろう。そんな特性は、後年、感情表現などはせずに、ユニークなアイデアで読者の意表をつく独自の作風へとつながっていく。

怠惰な学生生活

新一は団体生活を嫌い、マイペースを好んだ。規則に縛られたりするのは、真っ平だった。軍国主義の時代に思春期を迎えたことは、彼にとって試練だったと言えよう。軍事教練などもやらされたが、まったく手抜きだったという。日々戦時色が濃くなり、兵隊にとられるのも時間の問題だったが、できれば軍隊に行きたくないという思いがあった。何とか徴兵を逃れるために、彼はわざと右の眼を酷使して、視力を悪化させた。視力が悪くなれば、徴兵検査を不合格になり、兵役を免れるのではないかという作戦だったのだ。

しかし、この作戦はうまくいかなかった。兵隊不足で悩む軍は、徴兵検査の基準を大幅に甘くして、手当たり次第に兵員を駆り集めにかかっていた。新一も乙種合格で、兵隊にとられることとなってしまった。だが、彼は理科系の学生だったため、徴兵猶予となり、学生を続けることができた。もっとも勉強する代わりに、勤労動員されて軍需工場で働く毎日だったが。

ただ、一億玉砕を叫ぶ周囲の空気とは違って、勤労動員もさぼっていたという。その理由を新一の小学生からの友人は「やっても無駄でしたから」（同書）と、後に語っている。実に醒めた実際主義は、父親に通じるところもあるが、新一にあっては、父親のような熱もなく、もっとドライに突き放したものだった。敗戦となり終戦を迎えたときも、悲しみはなく、安堵《あんど》の方が強かった。

新一は農学部に進んだが、これも星製薬の将来を見据えてのことだった。星製薬は、生産拠点を満州などの外地に多く移していたこともあり、戦後巨額の損失を出した上に、抗生物質の開発にも後れを取ったため、ライバルの製薬会社に水をあけられてしまった。それを少しでも取り戻すべく、新一は、農学部に学んでいたのである。当時は、カビや土壌中の細菌から抗生物質が発見され、その抽出精製技術が、製薬業者の将来を左右する課題となっていたのだ。

しかし、その学生ぶりも、はなはだ怠惰なものだった。実験を相棒の学生に任せて、彼は大学に出てこないことも多かった。それは、彼のせいだけではなかった。彼はすでに父親の片腕として動かなければならなかったし、おまけに国会議員だった父親の秘書として、国会にも通わねばならなかった。父親から命じられたことは絶対で、それだけは新一も真面目にやりこなしたようだ。しかも、その父親が終戦後の選挙でトップ当選を果たして間もない昭和二十二年、脳溢血《のういっけつ》（脳出血）で倒れ、半身麻痺になってしまったのだ。新一への期待と負担は一層重くなった。

初めての小説

そんな折、彼の人生に大きな影を落とすことになる悲しい出来事が襲う。それは、親友・辻康文の死であった。辻は、中学時代からの友人で、卒業後も毎週のように顔を合わすほどで、もっとも親しくしていた友人だった。ただ、辻との付き合いにおいても、新一が腹を割って本音で話さないので、辻はそのことをもどかしく思うこともあった。

その辻が寝間着の紐で首をくくって、自殺したのである。辻はそれまでも薬物で自殺しようとしたこともあった。新一は、製薬会社の御曹司だったので、彼に薬物を渡したこともあった。直接の死因は薬物ではなかったが、なにがしかの責任が自分にあるように思ったようだ。前日も会って言葉を交わしていただけに、その衝撃は大きく、辻の気持ちに向き合うのを避け、そこまで思いつめていた辻の思いを受け止めることができなかった自分を責めた。

ついには、新一自身が精神的に参り、東大病院に通って治療を受けるところまで追い詰められた。彼は電気ショック療法も受けたと告白している。

新一のデビュー作『セキストラ』は、電気処理機により、性欲と同じ快感が得られて、精神が性欲から解放されるという話である。最相葉月氏も指摘しているが、そこには、煩わしい心理的操作を飛ばして、機械的な操作で問題を解決するという思考パターンが認められる。

辻の一周忌に寄せられた新一の「思ひ出」と題する追悼文には、彼が振り返った新一自身の回避的な傾向が、赤裸々に、そして痛々しいまでに語られているので、評伝から引用したい。

「私は人生について深く考へる事は余り好きでない。我々の生きている事について、何故とか、何のためとか考へた事はない。そのような事はなるべくそつとしておくことにしている。深く考へることに自分の性格が堪えられるかどうかが恐ろしいのである。

すべて私の生活はかくの如くごまかしであるので、辻によつて責められる事が多い。

私も気の弱い事では辻と同じであつた。二人で旅行したりする時なども列にわり込む事も切符をごまかす事も出来なかつた。たゞ私はその気の弱い事を表面的にごまかそうと努め、辻はそれを内面的に解決しようとしていたのだろうと思う。」

公務員志望

この暗い鬼気迫る気分から逃れるうえで一役買ったのは、他の友人たちが始めたリンデンクラブという東大のダンスクラブである。戦争で失われた青春の日々を取り戻すように、若い男女が踊りに興じた。新一も誘われて、そのクラブに通うようになり、そこで知り合った、とある女性と交際も始める。しかし、それ以上先に進めないまま、彼女の方はしびれを切らし、他の男性と見合い結婚してしまった。

その頃、彼は将来に向けた動きを起こしている。国家公務員試験を受けたのだ。星製薬の跡継ぎのはずの新一が、なぜ公務員試験を受け、役人になろうと思ったのだろうか。その理由について、次のように述べている。「べつに国家再建の使命感に燃えたからではない。私の如くなまけ者で、他人におせじが言えず、口先だけで実行力がなく、能率的でもないという、性格に欠陥のある人間は、とても民間の会社にはむかないだろうと考えたからである。」(「官僚について」『きまぐれ星のメモ』所収)

実際、先述したように、回避性パーソナリティの傾向をもった人では、公務員になりたいという人が少なくない。クビになる心配が少ないという安定性と、特別な業績を上げるよりも、おとなしく上の言うことを聞いて仕事をしていれば、何とか勤まるという点が、このタイプの人のライフスタイルに合っているのだろう。

公務員の仕事も、昨今では様変わりだが、一昔前までは、そういう空気があったことは確かだ。回避性の人では、図書館員や大学の研究室の仕事は、憧れの仕事と感じている人も少なくない。実際、そういう仕事をしながら、余暇の時間を自分が本当にやりたいことに使い、大成した人もいる。エネルギーも時間もすべて吸い取られてしまうような仕事では、そういうわけにはいかない。回避性の人は、現実の仕事だけでなく、それとは別の逃避場所を必要としている。新一は、そうした生き方も考え始めていたのだろうか。

ところが、公務員試験に合格したのに、採用の話が一向にこない。実は、タイミング悪く、財政立て直しのために緊縮政策がとられ、政府職員の大幅整理が行われている最中だったのである。当然、新規採用も抑えることとなる。しかも、父親からは「役人なんかになるな」（『星新一』）と言われ、おまけに、新一もかかわっていたダンスクラブが、ブルーフィルムの上映をしたことが新聞沙汰になってしまい、公務員になるという話はお流れになった。

地獄のような会社経営の日々

そんなとき、取締役を務めていた異母兄が、詐欺にあって大きな損失を出し、取締役を退任することとなる。それと入れ替わる形で、新一が取締役営業部長に就任した。昭和二十四年十二月のことである。もちろん星一の意向による。

翌年、星一は会社再建の資金を確保するため、ペルーに所有していた土地の売却交渉に、半身不随の身をおしてアメリカにわたるも、旅先で体調を崩し、結局肺炎により、ロサンゼルスの病院で客死してしまう。

父親の跡を継いで社長に就任することとなったが、それは地獄のような日々の始まりだった。老獪《ろうかい》な星一でさえ、持て余していたのである。まだ駆け出しの新一の手におえるはずもなかった。それでも新一はこの難局を打開すべく、策を練ったようだ。ただ、新一は経営者には向かない弱点を抱えていた。それは、自らが交渉し、決断することに自信がなかったため、さまざまな代理人をつかってしまったことである。代理人たちが暴走し、収拾のつかない事態を引き起こしていく。しかも、代理人に権限を委譲するため、安易に社長印を捺《お》してしまうところもあった。

困難を極めた時期、新一は、ごく短い短編を雑誌に投稿し始めていた。それ以外に彼の逃げ場所だったのは、碁会所や映画館、銀座のバーだったという。そこで知り合った女性に、バーを一軒出させてやり、自らもそこをよく利用した。

労働組合と債権者の狭間で、資産を売却して事業の立て直しを図る計画も頓挫し、結局、新一は、社長の座を一年ほどで譲り、名目だけの副社長の座に退いた。窓際副社長である。この閑職への引退が、結果的に見れば、幸運につながる。時間的に余裕ができ、会社にいる間、新一は月に二十種類もの雑誌を読んで過ごしたという。それも主に文芸雑誌である。そんなことで時間をつぶしながらも、「今日あたり死のうかな」(同書)と日記に書きつけることもあった。彼の逃避願望は限界に近付きつつあった。

別人のように自信をもった瞬間

そんなとき出会ったのが、朝日新聞に掲載されていた日本空飛ぶ円盤研究会発足の記事で、新一も入会することとなる。その会の同人誌として発刊されたのが、『宇宙塵《うちゅうじん》』で、日本で最初のSF専門の雑誌が誕生したのだ。その頃、新一はレイ・ブラッドベリの『火星人記録』を読み、強い感銘を受ける。それは、纏綿《てんめん》とした情緒とは無縁の世界だったが、怒号飛び交う会社の複雑な人間関係に疲れた新一には、とても新鮮な癒やしと感じられたのだ。親一の名を、新一と改め、気分も一新して、作家として活動を始めていく。そして出来上がった最初の作品が『セキストラ』である。その斬新なアイデアと新聞記事を並べただけという表現方法の奇抜さに、読者は度肝を抜かれた。小さな成功とはいえ、それが新一にとって、大きな足掛かりとなったことは間違いない。

『セキストラ』の発表からわずか一カ月ほどで、彼は人生の大転機を迎える。取締役副社長の座からも退き、星製薬の経営から一切足を洗うことになったのである。

記者会見した彼は、実にクールに、淡々とこう述べた。

「私には経営的手腕もないし、再建する意欲もない。同族会社そのものなので、私がその権利を全て放棄すれば、現在会社と個人が所有する資産の分配で、社員たちの退職金とすべての借金は賄《まかな》えると思う。」（矢崎泰久『「話の特集」と仲間たち』）

この頃、親しく新一と接していた知人は、新一の変化に気づいている。星製薬の社長を務め、上場会社のトップにいたときでさえも、彼は気弱で謙虚だったが、会社を退き、作家として立とうという意気に燃えていた頃の新一は、これまでとは別人のように自信に満ちていたという。不遜で傲慢とさえ映ったようだ。自信過剰ではないのかという周囲の危惧をよそに、新一の才能はまさに本来の活路を得て開花していく。次作の『ボッコちゃん』も好評に迎えられる。

結局、就職しないままに執筆を業とすることとなる。最初の出版は、小説ではなく『生命のふしぎ』という科学解説書だったが、この本の面白い点は、単なる科学の入門書にとどまらず、科学の及ばないところは、伝説や歴史、SFなどから題材をとって、ふくらみをもたせた点である。新潮社から出版されると、書評でも取り上げられ、新一の文名を高めることとなった。

会社も清算してしまい、もういい年なのに、働くことも、結婚もしないで、小説を書くなどと言い出した新一の様子に、一番胸を痛めていたのは、母親の精《せい》であった。父親の会社をつぶしてしまったことで、すっかり捨て鉢になってしまったのではないかと、心中を案じ、せめて身を固めさせればと考えたのは自然なことだっただろう。

そんなとき、見合いの話がもち上がったのが、村尾香代子という二十代半ばの女性だった。村尾はバレリーナで、雑誌のモデルを務めたこともある美貌の女性だったが、平凡な人生では飽き足らず、ふさわしい伴侶を求めていた。二人は会ってすぐに意気投合し、どちらもこの人しかいないと思ったようだ。二人は間もなく婚約した。

『生命のふしぎ』の成功により、新一にテレビの教育番組の仕事が舞い込む。さらにNHKの人形劇「宇宙船シリカ」の原案執筆の話が来た。まさにとんとん拍子だった。経営者として踏ん張ろうともがいていたときは、何をしても、すべてが裏目裏目に出て、失敗続きだったのに、会社というしがらみを切ってからは、やることなすことがうまくいった。執筆依頼が殺到し、作品は直木賞候補にもなった。そんななか催された新一と香代子の結婚式は、芸能人や作家も大勢詰めかける盛大なものとなった。

麻布十番の2DKのアパートには書斎もなかったが、ときには月に十本もの作品を書く多忙な日々を過ごし始めた。生活が夜型になり、妻が眠っている横で、うなりながら原稿を書いていたという。

ショートショートで知られる新一だが長編の作品も書き残し、成功を収めている。その一つが、彼のライフワークとも言うべき『人民は弱し　官吏《かんり》は強し』である。父星一が社員や国を思う経営をしながら、政争に巻き込まれ、無実の罪を着せられ、横暴な官吏に苦しめられた出来事を丹念に描いた社会小説である。理不尽な運命と闘う星一の姿は、かつての新一自身の姿でもあったのだろう。普段は感情的になることを避け、過去のことに触れることもなかった新一が、自分の中にずっと押し殺してきた怒りを、小説という形で爆発させた例外的な作品である。

この作品は、「昭和の借金王」などと揶揄《やゆ》された父星一の名誉挽回《ばんかい》にもなり、新一自身にとっても、過去の呪縛を克服し、そこから解放されるうえで、胸がすくような意味をもったようだ。ビジネスで、父の敵《かたき》をとることはできなかったが、ペンの力で、彼はそれをやりとげたことになる。

やっと見つけた自分らしい生き方

星新一の人生は、二代目として自分の意思とは無関係に決められていた人生を、自分自身のものとして取り戻す過程であると同時に、彼が感じてはきたが、何も言えないできた本音を言えるようになる過程であった。

回避性の傾向を抱えつつも、現実と折り合いをつけ、自分らしい生き方にたどり着いた。そして、自分らしい生き方が、結局その人を一番輝かせることになったのである。

星新一が回避的特徴とともに、自閉症スペクトラムの傾向を示していることに気づく人も多いだろう。その一方で、母親にろくに甘えることも知らず、隔離されるように育ったことは、回避型愛着の形成に少なからずかかわったと思われる。

新一の交友スタイルの特徴は、それなりに交友をもち、友達も少なからずいて、表面的には楽しむことができる一方で、親友に対してさえ本音を吐露するということがなかったという点であり、友達付き合い自体に関心が薄く、私生活では自分から人と交わろうとしないことが多い典型的な自閉症スペクトラムの特徴とは、違いを見せている。また、自閉症スペクトラムの人では、決まり事や指示に忠実で、何事も生真面目にやりこなそうとし、手抜きができない人が多いのだが、新一は違った一面を見せている。彼は軍事教練や勤労奉仕も手を抜くことをはばからなかったし、大学の実験も、ちょっとトイレに行ってくると言ったまま、どこかに遊びにふけてしまうようなことも多かったという。面倒くさいことは怠けてしまうといった点は、自閉症スペクトラムというよりも、回避性の傾向を示すものだと言えるだろう。

ビアトリクス・ポターの場合

ピーターラビットの作者ビアトリクス・ポターは、ピーターラビットなどの絵本作家や画家としてだけでなく、自分にふさわしい関心と活動により、素敵で充実した人生を送った女性であった。そのパーソナリティのスタイルには、典型的な回避性の特徴を見出すことができるが、その人にあった幸せの形があることを教えてくれる好例である。

ビアトリクス・ポターは、弁護士の父親と、夫より七歳年若い母親の間に生まれた。家は裕福で、生まれたのはロンドンの豪壮な邸だった。何人もの使用人がいて、執事がそれを取り仕切った。

ビアトリクスの回避性の要因として、生得的に虚弱で過敏な体質も無視できないだろうが、養育環境も、彼女の回避性を強める方向に作用したに違いない。当時のイギリスの中上流階級では普通のことだったが、ビアトリクスの世話は、母親ではなく、乳母《うば》の女性に一任された。母親と顔を合わすのは、特別な行事や挨拶のときだけで、生活の場自体が、別々の階に分けられていた。母親がビアトリクスの様子を見に行くことも、ほとんどなかった。

当時の習慣を考慮しても、この母親はあまりビアトリクスに対してぬくもりのある愛情や関心がなかったようで、その後、接することが多くなっても、二人の関係はよそよそしいままだった。ビアトリクスは、母親に対して、親しみよりも怖いと感じていた。まだ父親に対しての方が打ち解けることができた。

せめて、乳母だけでも、もっと優しく愛情深い女性であればよかったのだが、スパルタ式の厳しい女性だった。その乳母とたった二人だけで、乳幼児期のほとんどを、四階の子ども部屋で過ごした。しかも、下のきょうだいができたのが六歳のときで、そのため、幼年期は、ほとんど他の子どもと遊んだことも、顔を合わせたこともなかった。

両親は、他の子どもと遊ぶとバイキンをもらったり、悪い影響を受けたりすると言って、交友をさせなかった。

今日の感覚からしても、かなり異常な環境で育てられたことになる。イギリスが世界の覇者であったビクトリア朝の時代には、その豊かさとは裏腹に、現代に通じるような精神的な問題や異常な犯罪が増えたことが知られているが、豊かさゆえの矛盾も目立つようになっていた。

そうした孤立した環境で、ビアトリクスが最初に楽しみを見出したのは、絵本や読書にだった。また、自然に親しむようになると、その美しさに感動し、スケッチや水彩画を熱心に描いた。植物や動物を描くことにも夢中になった。十歳になる前から、絵を描くことに特別な才能を示している。友達の代わりとして、ペットや日記も、彼女にとってとりわけ大切なものだった。

ただ、日記は、母親がこっそり盗み見るのを恐れて、特別な暗号で書かれていた。母親との関係は、年々悪くなる一方だった。娘が絵を描くことに熱中するのが、母親は面白くなく、自分の思い通りにさせようと口出しをしてきた。ビアトリクスはそれが厭でたまらなかった。

ビアトリクスの行動を縛ることになるもう一つの困難が、十代後半からひたひたと彼女に忍び寄る。それは、体調の問題で、ことにリューマチの症状がビアトリクスを苦しめた。若い身空で、杖をつかなければ、戸外を歩くのもおぼつかないこともあった。それでも、絵を描き続けることだけはやめなかった。

ピーターラビットと彼女の使命

初めて彼女の絵が世に出たのは、二十四歳のときで、新年用のカードや本の挿絵という形でであった。それに意を強くし、絵本やスケッチを出版社にもち込むも、出版を引き受けるところは、なかなか見つからなかった。がっかりしていたビアトリクスに、ピーターラビットを絵本にしたらと提案をしてくれたのは、親友のアニーだった。彼女は結婚して四人の子どもがいたが、ビアトリクスは、その子どもたちをとても可愛がり、ピーターラビットが登場する絵手紙を、たくさん送っていたのだ。

アニーが保存してくれていた絵手紙をもとに、ビアトリクスは『ピーターラビットとマグレガーさんの菜園のおはなし』を仕上げると、出版社に売り込んだ。だが、六社からは断られ、少し関心を示した一社も、大判サイズの本でなら、という条件が付いた。そうなると、定価が高くなり、多くの子どもたちに読んでほしいという願いは叶わなくなってしまう。

悩んだ末、ビアトリクスは、自費出版するという道を選ぶ。最初に印刷されたのは、わずか二百五十部で、知人などに配った残りを郵送販売したところ、評判を呼ぶこととなる。すぐに二百部を追加で印刷しなければならなくなった。

親しい知り合いの一人が、この本を出版社に送ってあったのだが、その中の一社ウォーン社が、出したいと言ってきた。ビアトリクスの絵本を担当することになったのが、ウォーン社の創業者の息子ノーマンだった。ノーマンはビアトリクスより二歳年下だったが、手紙でやり取りするうちに、ビアトリクスは、ノーマンを深く信頼するようになる。

出版されたのは、ビアトリクスが三十六歳のときで、初版八千部は、予約の段階で売り尽くした。それから、次々と他の作品も世に送り出し、多忙な日々を過ごすこととなる。それを乗り切る原動力となったのは、ノーマンに対して芽生え始めた愛情だった。外出することさえ滅多になかったビアトリクスが、頻繁にノーマンの事務所を訪れるようになる。仕事の相談のためという口実であったが、本当はノーマンに会いたかったのだ。

ノーマンも、控えめだが意志の強いビアトリクスを愛するようになり、最初の出版から三年後、彼女にプロポーズした。

ところが、母親はこの恋愛に最初から反対で、何とかして二人が一緒になるのを止めさせようとした。気位の高い母親は、ノーマンが商人であることを気に入らなかったようだ。しかし、ビアトリクスは、以前のビアトリクスではなかった。反対にもめげず、プロポーズを受け入れると、ノーマンと婚約する。ただし、内輪だけで、世間には婚約したことを公表しないという条件を、母親から付けられた。

ビアトリクスにとって、そのときが、生涯でもっとも幸福で、満ち足りた時間だったに違いない。幸福の最中、ビアトリクスは、家族と夏を過ごすため、ノーマンのいるロンドンを離れねばならなかった。その前に、一目ノーマンに会おうとオフィスに立ち寄ったが、彼には会えなかった。体調不良で休んでいたのだ。大した病気とも思わず、そのまま田舎に移ったものの、ノーマンの体調は一向に回復しなかった。ビアトリクスは心配になった。だが、長年の習慣をないがしろにして、ロンドンに戻ったりすれば、母親をさらに怒らせることは目に見えていた。

迷っているうちに、ノーマンの病状はいっそう深刻になった。実は、彼の病気は、急性リンパ性白血病だったのだ。発症から一カ月とたたずに、ノーマンは不帰《ふき》の人となる。

電報で知らせを受けたビアトリクスの衝撃と悲しみは、あまりにも大きく、耐えがたかったが、その状況をもっと耐えがたいものにしたのは、ノーマンとの婚約を、ごくわずかの者しか知らず、それゆえ、悲しみを外に表すことさえはばかられたという状況だった。

ロンドンにいることは、ビアトリクスにとって、つらいばかりだった。彼女は湖水地方にスケッチ旅行に出かける。そこの自然に癒やされたビアトリクスは、翌年、その地に土地と建物を購入し、農場や酪農経営に携わる一大決心をする。建物も改装し、移住する計画を進めた。だが、両親にとっては、そんな娘の考えは乱心としか思えず、ロンドンで足止めを食らうこともあった。しかし、ビアトリクスは、自分の思いを貫いた。

絵本からの収入も農場を拡張したり、羊を購入したりすることに使った。本の印税だけでなく、ピーターラビットなど、彼女の生み出したキャラクターは、縫いぐるみなどの商品となったが、ビアトリクスは、それらの商品化された品物からも、しっかりライセンス料を取り、ビジネスでも才覚を見せた。

それは、彼女の新たな使命のためでもあった。ビアトリクスの農場経営は、次第に自然保護や環境保護の意味合いを強めていったのだ。環境を守るためには、無計画な開発を防ぎ止める必要があったが、農場や牧草地は、環境を守る役割も担っていた。農場や牧草地が荒廃したり、切り売りされたりしてしまうと、豊かな自然を守ることが難しくなる。自然を買い取ることで保全しようとする環境トラストの運動を先取りする形で、ビアトリクスは、自分が愛する自然を守ろうとしたのである。

好きな領域で認められることの重要性

内気で、引っ込み思案で、外に出ることさえ滅多になかったビアトリクスの回避性には、育った環境が大いに与っていたと言えるだろう。母親との稀薄な関係に加えて、スパルタ式の乳母に厳しく管理され、四階の子ども部屋という狭い世界だけで貴重な幼年期を過ごさねばならなかったことは、悲劇的とも言えるほどである。しかも持病もあり、社交からは遠ざからざるを得なかった。

そんな中にあってさえも、信頼できる友人や異性と、深い関係を築くことができたのは、奇跡とも言えるほどだ。それは、彼女がそうした関係を求めていたからこそ、手にすることができたとも言える。慎重で不器用なこのタイプの人は、それほど多くの人と、次々親しくなるようなことはできないが、少数の人との関係を大切にして、じっくり関係を育んでいくことが多い。量よりも質なのである。

婚約者の死によって、その愛が成就することはなかったが、その悲しみを、自然への愛情という形で昇華しようとした。

彼女の場合は、母親と気持ちが通じず、理解してもらえないという苦しさも抱えていた。彼女は、結局ロンドンを離れ、湖水地方の農場で暮らすという生き方を選ぶことで、母親の支配からも逃れようとしていたのだろう。

星新一の場合も言えることだが、回避性の人にとって、得意とする領域で、職業的に認められることは、自信を取り戻すきっかけとなる。それゆえ、回避性の人にとって、自分の好きな領域での活動や仕事は、気持ちの安定や自信を支えるうえでも、とても大事だと言える。

第八章　恥や恐れを気にせず自由に生きる方法

回避性は克服できる

回避性のケースでは、ひきこもりや無気力な状態を生じやすく、しかも、その状態が何年にもわたって、ときには何十年も続いてしまうことも珍しくない。

しかし、同時に、こうした状態は改善することができるし、完全に克服して、前向きで積極的な生き方に変わるケースもある。では、どうすれば、今陥っている、何事も面倒に感じてしまい、動きたくても動けない状況を脱することができるのか。

具体的なケースをみていきながら、改善と克服のポイントを考えていこう。なお、ここでは、回避性パーソナリティを中心に扱うが、ここで述べたことは、回避型愛着スタイルのケースにも、ある程度当てはまる。というのも、結果的に生じた、ひきこもりや無気力な状態の改善には、同じ方法が有効な部分も大きいからだ。また、実際には両者が同居しているケースも少なくない。つまり、人との関係を求めつつ、接近するのが怖いというジレンマを抱えていると同時に、人との共感や体験を共有することの喜びが薄い傾向も併存しているというケースだ。昨今ではそうしたケースが、むしろ多くなっている。

なお、回避型愛着スタイルの克服については、拙著『回避性愛着障害　絆が稀薄な人たち』にも詳しいので、そちらも参考にしてほしい。

一本の電話から始まった

二十六歳の男性が、家族とともにひきこもりを改善したいと相談にやってきた。高校の終わりごろから次第に学校に行けなくなり、高校はどうにか卒業したものの、その後八年にわたって、外にも出られない状態が続いているという。あまり日に当たっていないせいか、顔は青ざめ、坐っているのもつらそうだ。うつむきがちに、ぼそぼそと話す。この二年間は、一歩も外に出たことがなかったという。ここに来るのは、大変な勇気がいったとのことだった。久しぶりに出ると、景色も駅の様子も変わっていて、まるで浦島太郎のようだったと、自ら語る。本を読んでいるかネットをするか寝ているかの生活で、それ以外はほとんど何もしない。彼にとっての唯一の社会的体験は、ネットで社会の情報や映像に触れることだという。そうすることで、社会の感覚を失わないようにしていると語った言葉には、社会とのつながりを失いたくないという彼の切実な気持ちが感じられた。

ここに電話をかけるべきかどうか、半年悩んでようやくかけることができた。今まで自分で決断し、選択することは一度もなかった。服を選ぶことも学校を選ぶことも、みんな母親まかせだった。母親が基準でそこから外れると怒られるので、いつのまにか、母親の決めたとおりに従っていた。これからは自分で決めるということをしてみたい。ここに来るということも、自分で決めたい。ここに来たことはその一歩だと思うと、いつしか涙を流しながら語ったのである。

それから担当したカウンセラーとの二人三脚の道のりが始まった。しかし、本人の言葉の通り、自ら決断して、カウンセリングを受けに来たことに、すでに大きな変化の兆候があったと言えるだろう。小さな一歩を積み重ねながら、三カ月後には外にもそれほど緊張せずに出られるようになり、半年後には、仕事を探しにハローワークに行くまでになった。その二カ月後に、バイトを始めるまでに回復したのである。

何が彼女を変えたのか?

三十五歳の女性の場合は、もっとひきこもりの期間が長引いていた。進路に迷っていたこともあり、就活に消極的で、結局、就職先が決まらないまま卒業。その後も、就職活動をほとんどしないままひきこもった状態が続き、その期間は十二、三年にも及んでいた。

最初の数年間は、本人を何とか社会に出させようとする両親と、動こうとしない本人との間で葛藤が強まり、激しい修羅場も何度か繰り返された。だが、そのことは本人を動かす方向につながるどころか、動けない自分を責め、よけいに不安定になっただけだった。両親はどちらも職業人として活躍しており、社会的責任感も強い立派な人物で、それだけにわが子が働こうとしないという事態を、なかなか受け入れられない面もあったようだ。

さまざまな機関にも相談したが、事態の改善が得られないまま、半ばあきらめの心境となっていた。本人にとっては、その方がありがたく、一時のように不安定になることは減った。どちらも就職のことなどには触れないことで、かろうじて平安が保てるようになっていたのだ。

しかし、三十代に入っても、状況は変わらず、滅多に外出もしない日々が、いつ終わるともなく続いていた。その状況に転機が訪れたのは、ある本で発達障害のことを知り、もしかしたら自分もこれかもしれないと思うようになったことだった。ある日、彼女は勇気を出して、自ら発達障害者を対象にした相談機関に連絡すると、アポイントを取った。

決死の覚悟で出かけていくと、自分の陥っている状況について話したのだった。相談を受けた担当者は、さまざまなサポートを受けるには診断が必要なので、医療機関で受診するようにとアドバイスした。そして、筆者のところに、やって来ることとなったのである。

発達検査を受けてもらい、本人の特性を調べると、確かに能力の凸凹が大きく、発達の偏りを抱えていることが判明した。だが、一方で、高い能力をもっている面があることもわかった。もう一つ明らかになってきたことは、彼女を動けなくしているのは、発達の課題以上に、自分は両親の期待を裏切った、無能で何の取り柄もない人間だと思い込んでいることであった。両親との関係も冷え切ったままで、自分のことを理解されていないと感じて、苦しい思いは続いたままだった。しかし、わかってもらおうとすると、ぶつかり合いになってしまうので、表面的なかかわりしかもたないことで、かろうじてバランスをとっていた。

もういくら頑張っても、両親が期待するようなことはできっこないので、何をやっても無駄だという思いも強かった。大学に入るまでは、勉強ができることだけが自分の取り柄で、そこで認めてもらえると感じていたが、就職につまずいたことで、すっかり自信を失ってしまったのだ。何をやっても、どうせうまくいかない。そんなダメな自分を、誰も受け入れてくれるはずがない、という自己否定のスパイラルに陥り、抜け出せなくなっていた。一時は死ぬことさえも考えていたという。

そうした状況を語る作業をすることで、彼女は自分の身に何が起きていたのかを整理していった。発達面の課題について診断を受け、特性が明確になったことも、自己理解につながった。自分の生きづらさの要因となっていた問題を理解することで、ただ怠けていたのではないのだと思えて、自己否定が和らぐことにもなった。さらに、両親にも本人の特性や困難について説明し、助言をしたり励ましたりすることではなく、共感的に受け止めることが何よりも支えになることを伝える中で、両親の対応も変化していった。

決して平坦な道のりではなかったが、その後、彼女は職業訓練を受け、就職。最初の何カ月かは、あまりの大変さに悲鳴を上げながらであったが、元々責任感が強く、頑張り屋で、能力も高い面を備えていたこともあり、次第に仕事にもなじんでいく。働きぶりが経営者の目に留まり、正社員に抜擢され、その後も就労を続けている。

恋愛や結婚など、すっかり諦めていた時期もあったが、そういうことにも関心をむけることができるようになっている。

回復のカギを握る「安全基地」

この女性のように、軽度の発達課題を抱え、否定されたり、失敗したりする体験をするなかで、回避性が強まっているというケースも多い。発達面の課題をきちんと評価し、診断することが、事態の転換点になる場合もあるが、それを転換点にできるかどうかは、そのときの対応にかかっている。ともすると、発達面の問題だけを見がちで、診断して終わりということも少なくない。このケースのように、発達の課題もさることながら、それ以上に、本人の力を奪っていたのは、両親の否定的な評価と結びついた自分自身への失望と自信喪失であった。両親の見方や対応が変わることが、回復には不可欠だった。

そして何よりも大きかったのは、彼女が助けを求めることを諦めて、自分の殻に閉じこもるのではなく、助けを求め、相談できるようになったことである。回避型や恐れ・回避型の愛着スタイルをもつ人では、人に頼ったり相談したりすることができず、その結果、行き詰まって身動きが取れなくなってしまうということが多いのだ。何年もひきこもっていた彼女の状態は、まさにそれであった。

ところが、相談機関に自ら電話し、筆者のところに通ってくるようになってから、彼女は困ったことがあると、人に相談するということをすっかり身に付けたようだ。それによって、ひきこもっていた頃より、はるかに大きなストレスを受けて暮らしているにもかかわらず、つぶれることもなく、難題や困難がつぎつぎ降りかかってきても、粘り強く何とか乗り越えている。

この点が、筆者が重視している「安全基地」としての機能であり、安全基地がうまく機能するかどうかが、その人を強くもするし、弱らせもするということだ。この女性の場合も、結局、発達面の課題が改善したから、こうした大きな変化がもたらされたわけではなく、周囲に安全基地となる人が増え、その機能が強化されたことで、彼女は勇気を出して、前に進めるようになったのである。

この点は、発達課題の有無に関係なく、当てはまることだが、より過敏でストレスを感じやすく、孤立しやすい発達課題を抱えた人にとっては、より重要になると言えるだろう。

結局、この女性を弱らせ、十年以上もの間ひきこもりに陥らせていたのは、軽度の発達障害があったからというよりも、忙しく、厳しい両親との間で、稀薄で不安定な愛着しか築くことができず、両親が安全基地としてうまく機能してこなかったことによる部分が大きかったのである。両者との関係は、本人が優等生であった限りは、まだぎりぎり上辺《うわべ》の平穏さを保っていたが、就職でつまずいたことで、一気にそのすれ違いが露呈することとなった。両親が何とかしようとすればするほどぎくしゃくし、彼女の力を奪い、死ぬことさえ考えさせるところまで追い詰めたのである。

それゆえ、両親が本人目線で事態を見るようになり、安全基地としての機能を取り戻すことで、また、他にも相談できる人ができ、安全基地機能が高まったことで、一気に事態が好転することにもなった。発達課題がより大きな阻害要因なのであれば、その障害自体が改善したわけではないので、それほど大きな変化が急速に起きたことを説明することは難しいように思う。

この女性の例に限らず、安全基地をもてなかったり、機能していなかったりしているケースでは、表面にあらわれている問題や課題を改善することよりも、安全基地機能を高めることが、事態の改善につながるということは、しばしば経験することなのである。そして、回避性の問題が強まっているケースでも、同じ原理が当てはまる。

八年間ひきこもっていた二十六歳の男性の場合にも、カウンセラーが安全基地として重要な役割を果たしたことは言うまでもないが、もう一つ重要な取り組みを行っていた。それは、親の面接を並行して行い、親の理解を高め、共感的な対応ができるように働きかけたことである。それによって、親の受け止め方や対応が変わり、本人が主体性を取り戻すことにつながったのである。

その男性が何度も繰り返し述べたことは、母親の存在感の大きさと、母親には逆らえず、いつも母親の判断に従ってきたということだった。その点を変えることが、是非とも必要だった。母親が本人の代わりに決定したり、あらかじめ段取りしたり、代わりにやってしまわないように助言し、母親もそれまで自分が当たり前にしてきたことが、本人の主体性をおびやかしていたことに気づいたのである。

安全基地機能を高め、本人へのプレッシャーを取り除き、主体性を回復していくためには、親への働きかけが不可欠である。

自分で決定することの大切さ

この男性が奇しくも語っていたように、回避に陥った状態から抜け出す上で、主体性を取り戻すということが非常に重要である。それは言い換えると、他の人ではなく自分が決めることから逃げないということだ。

自分で決められないと、なんとなく誰かに任せたくなるものだ。誰かが代わりに決めて、代わりにやってくれたら、行動する面倒さだけでなく、決めるという面倒からも逃れられるというのが、回避性の人の思考回路だ。

それを変えるためには、どんな小さなことでもいいので、自分で決めることを実践していくことだ。取り上げた二つのケースとも、自分で決断し、迷った末に行動を起こしたことで、突破口が開かれた。自分で決め、自分で行動するということが一つでもできると、そこから人は変わり始めるのだ。実際、自ら何とかしたい、この状況を変えたいと思ってやってくるケースは、無理やり連れて来られるケースに比べて、圧倒的に改善が早い。最初は、引っ張られて連れてこられたケースでも、自分から改善したいと思い、自分から通うようになると、本当の変化が現れ始める。それゆえ、自分で決めるということを尊重するスタンスが大事である。無理強いしても逆効果になりかねない。

動こうとしない本人を、何とかしたいという気持ちはわかるが、そこで急《せ》き立てても、これまでしてきたことを、またやってしまうだけである。

そういうときには、むしろ親や周囲の者が、自分を振り返る作業をし、本人へのかかわり方を変えていくことに取り組んだ方がいい。それゆえ、筆者のクリニックや提携するカウンセリングセンターでは、まず親や家族へのサポートに力を注ぐ。接し方を単に指導するというのではなく、親自身のカウンセリングを行い、親自身の問題に取り組んでもらうと、不思議なことに、子どもとの関係がいつの間にか改善し、子どももカウンセリングを受けてみようということになるケースが多い。

理想や期待よりも、目の前の機会に乗ってみる

回避性の人が回復し始めたときに、しばしば起こるのは、それまで抱いてきた大きな理想や願望にこだわるのをやめて、その人の前に提供された小さなチャンスに思い切って乗ってみるということだ。それまでのその人であれば、自分が本当にやりたいことと少し違っているとか、負担が増えて大変ではないかとか、うまく行きっこないとか、失敗してがっかりするのが落ちではないかといった、マイナス面ばかりを考えて、結局何もしないということになりがちである。

しかし、自分の理想とする願望というものは、いきなりそのまま実現することは決してない。無数の小さなステップを踏むことで、大きな成功も成し遂げられるのであり、一足飛びに大きな達成や成功を得ようとしても無理である。それに、万一そうしたチャンスが舞い込んだとしても、小さなステップを踏みながら実践の中で鍛えられていないと、チャンスを生かすことができない。理想とはとてもいかないが、ちょっとだけ面白そうだとか、面倒なことも増えるが、新しいことにも出会えそうだといったことが、身近に訪れたら、試しにやってみる。

チャンスというものは、自分から切り開くことも大事だが、案外、外側からきっかけが与えられることが少なくない。ことに回避性の人にとって、自分から売り込んでいって、計画を実現するような離れ業《わざ》は、ちょっとハードルが高すぎて、やりこなせるものではない。

そんな無理な目標を掲げるよりも、身の丈にあったことをした方が楽だし、結果的にうまくいく。遠くの大きな目標ではなく、身近に訪れる小さなチャレンジを、思い切ってやってみる。それが、思いもかけない大きな変化に化けたりする。

私の場合もそうだった。精神科医になったばかりの頃は、まだ何を専門にするとか、研究するとかいった明確な目標もなく、暇を見つけては小説を書いたりしていた。現実の生活にはどこか上の空のところがあり、まだ二十代なのに、半ば人生を降りた窓際の存在のように暮らしていた。とにかく生活できればいいというぐらいの考えで、小説で何か賞をとって、そちらで認められたいという実現の見込みの薄い願望はあったが、出来上がるのは、とても一般受けしそうにない作品で、世に出られそうな気配もなかった。

そんなある日、非常勤できていた大学の先輩が、私に声をかけた。ある先生が、研究の手伝いをしてくれる若手を探しているけど、やってみる気はないかと。研究の中身を聞くと、よくはわからないが、猫やネズミを使って脳の研究をしているらしいとのことだった。そのときも、特に惹かれたわけではない。精神現象の基盤である脳にも興味がないことはなかったが、動物実験をしたところで、人間の心を解き明かせるとは到底思えなかったのだ。

だが、その頃の私は、この閉塞感を打破するためには、新しい変化と刺激が必要だと感じていた。一方で、仕事のほかに、研究の手伝いをしたりすれば、負担が増えて、小説に取り組む時間がなくなってしまうというような思いもあったが、そのときは、なぜか、「やってみたい」と答えていた。

さっそく先輩は、私の意向を大学の研究室の先生に伝えてくれて、翌日には、その先生から連絡が来た。押しの強い先生で、いまさら、「やっぱりやめておきます」とも言い出せず、あれよあれよという間に、私はネズミの頭に電極を差し込んで、神経細胞の活動を記録する研究をやることになった。せっかくの休みを返上で、夜遅くまで実験を続けながら、私も、なぜこんなことをする羽目になったのか、戸惑っていた。

ところが、人生とは、自分が思い描いたシナリオなどとはおよそ違ったふうに運ぶものだ。研究を始めて三カ月ばかりたったとき、その先生が栄転して、ある重要なポストに就くこととなった。人事とは、ビリヤードのようなもので、一つ球が動くと、次々と衝突して、他の球も動いていく。その先生の栄転の結果、一つのポストが空くことになった。空いたポストに、その先生が私を推薦してくれた。それが医療少年院という施設のポストだった。そんな施設があることも知らなかった。

思いもかけない展開で、私は医療少年院に勤務しながら、研究を続けることになった。そこで勤務したことが、私の運命を変えることになるのだが、まだそのことに気がついてはいなかった。

神戸の事件や佐賀のバスジャック事件といった重大な少年事件が相次いで、医療少年院という言葉が、世間にも知られるのは、それから四、五年後のことである。その兆候はあったものの、まだ昔ながらの非行少年たちも多く、どこかのどかな空気さえ漂っていた。だが、次第に、私は偶然巡り合ったその仕事が特別な意味をもつことを感じるようになった。

私は多くのことを医療少年院での経験から学ばせてもらったが、そのチャンスは、まったく無関係とも言える話に、私が軽い気持ちで応じたことからだった。人生の扉とは、どこでどうつながっているかわからない。少なくとも扉を開けてみないまま素通りしたのでは、どこに行くこともできない。

自分が理想とすることにこだわり、何か違う気がすると、違和感の方にばかり目を向けてしまい、結局動かないというのが、回避のサイクルに陥ったときのパターンだ。そこから、抜け出せるときというのは、とりあえずできることをやってみよう、来た話に乗っかってみようとしたときで、道草に思えることも試してみると、そこから思いがけない可能性が開けていく。

十数年のひきこもりから脱出できたのは?

ある青年は、中学で不登校になって以来、自分にすっかり自信を失っていた。親は、悪気はないのだが、共感能力に欠けるところがあり、過干渉に自分たちの意見を一方的に言うばかりであった。事態は悪化する一方だった。通信制高校に進んで、ようやく元気を取り戻しかけたとき、また親が余計なチャチャを入れてしまった。本人が行きたいと思っていた専門学校を、親の考えで変更させたのだ。結局、興味のない分野に進むことになり、途中でやめてしまう。挫折感ばかりが残り、以来十年以上、外で働くこともなく、半ばひきこもりの生活になってしまう。

筆者が相談を受けたのは、そういう状況においてであった。本人のペースを追い越さないように、まずは安心感を確保することが課題だった。本人の安心感を脅かしている最大の要因は、両親からのプレッシャーだった。言葉に出すときも出さないときも、両親は、本人に、早く働いてほしいというプレッシャーを、かけ続けていた。

お会いすると、両親はどちらも生真面目な方で、正論を一方的にまくしたてるというタイプだった。正しいことを言うのは当然だという思いが強く、本人にとって、それがマイナスだということがどうしても理解できないようだった。本人の立場を思うと、さぞかし大変だっただろうなと想像せずにはいられなかった。

そのため、本人以上に親への指導が重要だった。本人への説教や命令はもちろん、不満や当てこすりを言ったり、親戚の子どもの話をしたり、助言やアドバイスをすることも一切しないようにと、くぎを刺し続けた。そして、本人のペースやライフスタイルを尊重し、ありのままに受け入れるように、そうすることが回復の近道であることを説明した。

しかし、長年の習慣で身に付いてしまった考え方や行動パターンというものは、そうやすやすと変わるものではない。二、三日は気をつけていても、またすぐ昔のパターンに戻ってしまう。結局そこで時間がかかってしまうのだが、このケースの場合も、両親ともに手ごわく、変わるのに時間を要した。その分、回復に手間取ったと言えるが、それでも少しずつ親の対応が変わるにつれて、本人が元気になり、自分から行動することが増えた。

自分の興味のあるイベントに出かけたり、小旅行に出かけたりといったことからだったが、田舎にいる祖母の介護に、親に代わって通うようになって、次第に行動範囲も広がった。そのことについては、親も本人の働きを認めてくれ、「助かる」という言葉を口にするようになった。親からのプレッシャーも、以前に比べれば、小さくなっていたと言える。

そんな中、田舎の祖母が、施設に入ることになり、それまでのように彼が通う必要もなくなった。彼が、今後どうするのかなと気にはなったが、こちらは一切、仕事の話などはせず、本人が自分から話すことだけに、こちらも関心を共有するように心がけていた。そんなある日、本人自らジョブカフェ（若者向けのハローワーク）に行ってみようと思うという話をし出した。ちょうど三十五歳という区切りの年齢が近づいていた頃のことであった。

私はそれに過度に反応しすぎないように、控えめな口調で、「どんなところか見て来たらいいよ」と答えた。それから、何度かジョブカフェに通い、そのうち彼は職業訓練を受けることになった。さまざまな職業訓練のコースがあったが、旅行が好きだった彼は、その中で、旅行業務取扱管理者という資格が取れるコースを受講したいと考えていた。

彼の特性や適性を考えると、接客や臨機応変な対応が求められ、常に責任がかかってくる旅行業務取扱管理者の仕事は、決して適職とは言えないし、実際に働くにしても、採用される見込みは小さいに違いなかった。常識的な人であれば、それはやめておいた方がいい、もっと就職に生かせそうなコースにした方がいいといったことを、アドバイスするに違いない。

だが、それは、両親が彼にしてきたことであり、その結果、この十年以上の時間を無駄にさせてしまった方法なのである。彼に、ああした方がいい、こうした方がいいという助言をすることは、何が正しいかということしか見ていない対応であり、本人が「正しいこと」をさせられ続けて、今の状況に陥っているという一番肝心なことを忘れているのである。それが正しいかどうかではなく、彼に今何が必要かという視点で対応することが求められていた。

私は彼の選択を、「面白そうだな」と肯定し、「やれるところまでやってみたら。合わなかったら、やめたらいいんだから」と、プレッシャーがかからないように逃げ道を用意した。彼はそれで気が楽になったようで、うまく行くかどうかわからないけど、試しにやってみますと言って、帰っていった。彼は、自分の選択に不安をもっていたに違いない。また、自分の選んだことなど否定されて、他のコースを勧められるのではないかという気持ちもあっただろう。だが、本当は、自分がやりたいと思ったことを、気楽にやってみたらと言ってほしかったのだ。

そのコースは、経理やパソコンのような人気のあるコースと違って、希望者も少ないらしく、開催場所が限られていた。そのため、自宅から長時間かけて通わねばならなかったが、彼は、見違えるような頑張りを見せて、毎朝早起きして遅刻せずに通った。資格の取得は、結局できなかったが、三カ月間、そのコースをやり遂げたことで、彼は大きな自信を得たようだった。無欠席で通っていたことで、ジョブカフェのスタッフも好感をもったのか、熱心に就職のサポートをしてくれた。そして、彼が面接を受けた旅行業者には、やはり採用されなかったものの、思いもかけないことが起きた。

面接した担当者が、彼の誠実な態度を気に入ったらしく、「ここでは無理だが、関連する会社でも募集しているので、そちらを受けてみたらどうか」と言ってくれた。その会社は、通信関連のメンテナンスをする会社だったが、責任感が強く、きっちりしているところが、管理業務に適していると評価されたのだろう。教えてもらった会社に応募したところ、採用となり、試用期間を経て正社員になることもできた。その後も、彼はそこで勤めている。

この青年の場合、失敗への恐れと自分の理想へのこだわりの狭間で、身動きが取れなくなっていた。そんなとき、正論で「〜すべきだ」「〜した方がよい」と力説したところで、ますますそれができない自分を責め、力を奪ってしまう。まず必要なのは、余計なプレッシャーから解放し、本人の思うままに行動したらいいという自由を確保することである。自分が安全であり、何をしても許されるのだと得心がいったとき、はじめてその人は自分の意思や気持ちに従って行動し始める。

大きな目標の達成よりも、まず身近でできることをやるということは、次第に自信や活力を取り戻すことにつながりやすい。この青年の場合も、小さな活動や外出から始めて、祖母の介護に通うという役割が、自己有用感と自信を取り戻すことにつながった。

無気力からの脱出

二十四歳の若菜《わかな》さん（仮名）は、筆者のクリニックに初めてやってきたとき、「何も熱中できるものがない」「人間関係が煩わしい」「人と会いたくない」「悪い考えばかりが頭をめぐる」と、まだうら若い女性であるにもかかわらず、その顔は、すっかりくたびれた様子で、眼差しもうつろだった。

一人っ子だったが、共働きで、母親がずっと働いていたため、〇歳の頃から週の半分くらいは、ベビーシッターに面倒をみてもらっていたという。人見知りが激しく、父親を見ると激しく泣いた。二歳になる前から保育園に預けられ、そこでもよく泣いた。

小学校に上がった頃から、次第に明るく、活発になり、友達も増えた。しかし、特定の親しい友人はおらず、浅く広く付き合う感じだった。成績はよく、優等生で、運動や絵も得意だった。

中学に入った頃から、段々と過敏なところがみられるようになったが、卓球部で活躍し、そこそこ楽しかった。高校生活も、高二の途中までは順調だったが、三学期に入った頃から、急に学校を休みだした。きっかけの一つは、苦手な教科でつまずいたことだった。その科目の先生から、皆の前で皮肉を言われ、皆から笑われているような気がしたのだ。友達との関係も、気をつかうばかりで厭だった。学校を休み始めると、昼間はベッドで過ごし、夜になるとゲームをするか動画サイトでアニメを見るかという暮らしになった。一年半ほどひきこもって、アニメのクリエーターになりたいと、専門学校に入ったが、半年で行けなくなった。それで、すっかり自信をなくしてしまった。それから、ひきこもりの生活が四年以上続いている。

何をしても、もう無駄。自分はどうせ失敗するだけという思いに、若菜さんは、とらわれているようだった。そんな若菜さんに必要なのは、どんなことも批判される心配なく、気軽に話せて、必要なときにほんの少しだけ、勇気を出してと励ましてくれる、優しくて、頼りになるコーチ役だった。筆者は、若手の男性カウンセラーの一人に、その役をゆだねることにした。児童養護施設でも働いた経験がある彼は、爽やかな好青年で、さりげなく寄り添って居心地の良い関係を築きながら、いつのまにか、本人の主体性や意欲を引き出すのが上手だった。これまでも何人ものひきこもった若者を元気にしていた。年齢も比較的近い、いい先輩という感じのカウンセラーとの出会いが、若菜さんの活力を呼び覚ますに違いない。

予想に違わず、担当したカウンセラーは期待に応えて、若菜さんと気軽に話す雰囲気を作り出すと、彼女の気持ちを開いていった。その方法は、最初の段階においては、徹底した来談者中心のカウンセリングで、本人の気持ちを丹念に聞きながら、それをじっくりなぞり、深めていく。若菜さんが、現状を悲観的に述べても、それを批判したり、否定したりせずに、そのまま受け止め、共感した。セッションが一回終わるたび、若菜さんの顔はすっきりと、晴れやかになった。そして、三度目のセッションが終わる頃には、カウンセリング・ルームに笑い声が響くようになった。一体、誰が笑っているのだろうと、他のスタッフが不思議に思ったくらいだ。

その後若菜さんは順調に回復し、比較的早くバイトができるまでになった。最初は外に出て働くことは、緊張を強いられ、勇気のいることだったが、半年もすると、すっかり慣れて、余裕が出てきた。若菜さんの次なる課題は、もっとやりがいのある仕事をすることだった。学校と聞いただけで、アレルギー反応を示した若菜さんが、自分から職業訓練の学校に通いたいと言い出したのは、それから間もなくのことだった。

生活するために働く

人は食べるために働かねばならない。回避性の人が、回避のワナを脱する上で、この原則が成り立つかどうかが、一つポイントになる。より慢性的で、長期化した回避のケースでは、この原則が機能しなくなっている。働かなくても生活に困らないのだ。

ひきこもって暮らしている人たちの多くは、親が生活費を出してくれている。井上靖の場合も、二十代も終わり近くまで学生でいられたのは、結婚するまでは、親の仕送りを受け、結婚してからは、妻の親からも生活費を援助してもらっていたからだ。

回避性の人は、比較的経済的に裕福な二代目が多いというのも、食うために働かねばならないというハングリー精神が弱いということも関係しているだろう。頑張らないと路頭に迷いかねない人と、頑張らなくても、別にそれほど困るわけではない人では、是が非でもという意識や意欲の差が生まれても仕方がないだろう。

その意味で、回避性の特徴は、豊かになった現代的な産物だと言えるだろう。

とはいえ、私のような貧しい育ちの人間でも、またエリック・ホッファーのように、文字通り路頭に迷って暮らしていた人も、回避性の傾向を強く示していることから考えると、豊かさだけでは説明のつく問題でないことも確かだ。

ただ、豊かさが回復の邪魔になるということは、しばしば経験するところだ。

実際、生活するために働かなければならなくなったとき、回避性の傾向は少しずつ回復に向かい、次第に薄らいでいくことが多いのである。その意味で、親が守りすぎてしまったり、お金がありすぎたりすると、回復の機会が遅れてしまう。

星新一の人生にしても、親から受け継いだ大会社が潰れてしまったとき、彼の本当の復活が始まったという点は、実に象徴的である。実際に出会うケースでも、そうしたことは多いのである。

ある青年は、進学校に入ったものの、途中から学校を休みがちになり、どうにか卒業だけはしたものの、その後も、ひきこもりがちの生活が二十代半ばまで続いた。もともと内気なところはあったが、真面目で手の抜けない性格で、次第に頑張るのがしんどくなってしまったのだ。無気力に過ごしているさまを、両親は心配するばかりで、どうしてやることもできなかった。母親までふさぎ込みがちとなり、父親一人が、献身的に家庭を支えているという状況になっていた。ところが、予想もしないことが起きる。一家を物心両面で支えていた父親が急死したのだ。

母親は途方に暮れ、この先どうなるのかと、悲嘆にくれるばかりであった。死亡退職金や遺族年金が入り、すぐ生活に困るわけではなかったが、収入はこれまでの半分になってしまう。
そんなとき、思いがけないことが起きる。外に出ることも満足にできなかった息子が、「おれ、働いてみる」と言い出したのだ。折しも、父親の葬儀を行ったお寺の住職から、働きに来ないかという話があった。息子がお坊さんになるなど、考えてもみないことだったし、息子は嫌がるに違いないと思ったのだが、恐る恐る本人に聞くと、「行ってみる」との答えだった。あれよあれよという間に、息子は見習いの僧侶として働き始めた。朝も早いし、お勤めは決して楽ではないはずだが、お経の覚えも良く、止めたいとも言い出さない。それからもう十年以上、一人前の僧侶として活躍している。

母親は亡くなった父親が、息子を導いてくれたに違いないと、仏壇で手を合わすたびに、亡夫に感謝している。

守られているときは、その存在がなければ、一日も生きていけないような気がするのだが、実際にその守りがなくなると、逆に元気になるということも、しばしば経験するところだ。父親の死によって一家の働き手を失い、自分が働くしかないと覚悟を決めたとき、この青年は回避することをやめ、本来的な意味で、自分の人生を生き始めたと言えるだろう。

仕事で鍛えられる

働き始めると、それが良い刺激や訓練となり、鍛えられていく。本来その人がもっている能力のスイッチが入ったかのように、次第に力を発揮するようになる。

このタイプの人は慣れるのに暇がいる方なので、いきなり重い責任や負荷がかかってしまうと、消耗し、潰れてしまう危険があるが、ゆっくり時間をかけて、少しずつとはわからないくらいのペースで、負荷が増えていくと、見違えるようにたくましくなっていく。スキルが高まるということとともに、自分にもできるという自信を取り戻すことも大きいと思われる。

結局、能力がなかったのではなく、ないと思い込んでいたため、練習する機会を避け、よけいに訓練できなかっただけなのである。回避性の人は、止《や》むにやまれぬ事情にならないと、できれば人付き合いといったことは避けようとする。しかし、仕事となると、覚悟を決めて、やるしかない。やっているうちに、あれほど厭だと思っていたことも、思い込みの部分が多かったことに気づき、取り組んでいるうちに、人あしらいも上達して、前ほど苦ではなくなっていく。楽しいと思うときさえみられるようになる。

先に触れた井上靖の場合も、生活のために仕方なく就職した。新聞社の記者となったのだ。しかし、記者として働くのは、小説のように想像したことを書くわけにはいかない。いろいろな人に会って取材し、事実に基づいて記事にしていく必要がある。

人とおしゃべりするのさえ苦手だった井上も、各界の第一人者を訪ねていって、インタビューするということをせざるを得ない。自分のようなものは、誰にとっても不愉快な存在で、自分と話すことなど厭に決まっていると心の中で思いつつも、とにかく会って話をするしかない。だが、実際会って話をすると、一流の先生が、新米の自分にも、丁寧に接してくれるし、親切にあれこれ教えてくれる。中には、親しく個人的な交流をもち、記事とは関係なく訪ねていくようになる人も現れた。

そうしたかかわり合いの中で、彼は次第に自分に対する否定的な、歪んだ見方を改め、他人のことも自分のことも、前より受け入れることができるようになっていった。

取材して書くという訓練を積んだことが、後に彼が小説を書く上でも、大いに役立った。井上自身、新聞社の仕事をしたことが、自分を成長させたと述べている。

西村由紀江さんの場合

ピアニストで作曲家の西村由紀江《にしむらゆきえ》さんも、自伝的エッセーによると、子どもの頃はとても内気で、人前で喋るのが苦手な少女だったという。体も弱く、チックやアトピーにも悩まされた。家庭環境も、幼い彼女にはストレスとなっていたようだ。亭主関白で横暴な父親と、母親との間で反《そ》りが合わず、ケンカが多かったのだ。「一生懸命ピアノを弾いていたのも、好きだからという理由ではなかった。それは、父母の激しい言い争いを、必死に消す行為でもあったのだ。」(『あなたが輝くとき』)

父親からいつも押さえられ、否定的なことばかり言われたため、気持ちを言わない子どもに育っていた。いつしか喋らない子どもになっていたのだ。だが、喋るのが苦手だったゆえに、彼女はピアノという表現手段に熱中し、曲を作ることで、自分を表現していたとも言える。

しかし、ピアニストとして活動するとなると、ピアノだけ弾いていればいいというわけにはいかなかった。注目され、人気が出てくると、取材も増える。だが、彼女にとって、苦痛だったのは、インタビュー取材だった。遠慮なく飛んでくる質問に、うまく答えられない自分に落ち込んだという。

あれほど才能があっても、「私はこの世界には向いてないんだ」と思っていたという。

そして「少しでも否定的なことを言われると、ビクついてしまう」のだった。「彼女、華がないよな」というカメラマンの言葉を偶然聞いてしまい、悲しくなるというよりも、その通りだと納得してしまうありさまだった（同書）。

そんな彼女が、苦手なインタビューを次第に楽しめるようになったのは、仕事で場数を踏んだということもあるだろうが、考え方の転換だったという。厭なことを、できたら避けたいと思っていると、気持ちも身構えてしまい、話も弾まないが、「今日はどんな人に会えるだろう」とか「どんな話をしようかな」と思うようにすると、気持ちもリラックスして、和んだ会話を交わせるようになった。

これから起こることに、いいイメージをもつということは、緊張を解きほぐし、物事をうまく運ぶ秘訣だが、西村さんは、その方法を経験的に体得して実践していたのだろう。

コンサートのとき、曲の合間にお話をいれるのも、最初は苦手で、客の反応もあまりよくなかった。最初のうちは、台本を作ってその通り喋っていたという。だから一語でも言い間違えると、ひどく焦ってしまった。しかし、あるとき、間違えてしまって、思わず「間違えちゃった」と言ってしまったら、お客が笑ったのをきっかけに、台本通りでなくていいんだ、もっと気楽に喋っていいのだと、思えるようになったという。

その後、ピアノを通じたさまざまな交流やテレビなどへの出演も数多くこなすようになったのは、ご承知の通りだ。

基本的に自己主張が苦手で、争いごとのような面倒事を避けてきた西村さんは、長年所属する事務所の言いなりだったという。ところが、デビューして十年目を迎えたとき、彼女は初めて事務所の方針に異を唱える。ソロでピアノコンサートをやりたいと言ったのだ。フルオーケストラで華やかに演出したいという事務所と対立することになったが、このときだけは譲らなかった。この頑張りのおかげで、西村由紀江のその後のスタイルが、確立されることになった。

事務所からの独立も、その延長線上にあっただろう。独立することなど考えてもみなかった彼女が、そこに踏み切ることができた背景には、彼女自身の精神的な自立があったに違いない。独立となると、面倒ごとやさまざまなリスクも避けられないが、そうしたことも引き受けて、ピアニストとしてやっていく自信と覚悟が生まれたのだろう。

自分の手でやってみる

かくいう私自身も、勤務医生活を二十五年余り過ごし、三年前に宮仕えの生活にピリオドを打って、自分のクリニックをはじめた。勤務医生活をしていた頃は、自分にすべての責任や負担がかかってくる開業医の生活など、大変過ぎて、とても耐えられないだろうなという気がしていた。

その一方で、組織の中で働く勤務医は、上司や同僚もいれば、さまざまな縛りもあって、思うように動けないという不自由な面もあった。仕事自体をストレスに思ったことはあまりないが、自分の考えや方針しか認めないような上司のもとで働くという場合には、余分なストレスを感じることもあった。

結果的に見れば、ひとり立ちしてよかったと思う。雑務は増えたが、それ以上に仕事がやりやすくなったし、意味のないストレスが大幅に減った。今思えば、もう少し早く独立しておいてもよかったと思うくらいだ。

私も五十を過ぎて、ようやく自立できたということだろうか。

小さな変化を起こしてみる

回避性の人は、変化に対して臆病である。新しいチャレンジをするよりも、手堅く現状維持に徹した方が、リスクがないと考えてしまう。確かに、そのときはリスクを回避でき、傷つくことを避けることができるが、それではチャンスも広がらないし、長い目で見ると、自分を弱らせ、避けられない変化に遭遇したときに、潰されてしまう。小さな危険を回避し続けることで、適応力を低下させ、大きな危険を用意してしまうのである。

だからといって、別人のように大きく生き方を変える必要はない。ほんのわずかだけ、自分の行動の仕方を変えるだけでいいのだ。いつもなら断っていた誘いに、応じてみるというのも一つだ。いつもなら、人任せにしていたことを、自分でやってみるのもいい。厄介だと一日延ばしにしていたことを、片づけてみる。どうせ無理だと思って諦めていたことを、ダメもとでやってみる。その場合、決断の目安は、絶対無理だとか、到底できないと思うことをやる必要はない。やろうかな、やらないでおこうかと、迷うことがあったとき、やる方にしてみる。それだけでいい。

回避性の人は、やろうかやるまいか悩んだとき、いつもやらない方に逃げてきたことが多い。それで、チャンスが全部逃げてしまっている。そこを、やってみる方に変えるだけで、人生は着実に変わり始める。小さな変化が、やがて大きな奔流に変わっていくこともある。

そこで大事なのは、いきなり大きな目標を掲げないことだ。ありがちな失敗は、ずっとチャレンジを避けていたのに、ようやく重い腰を上げたと思ったら、急に無理なハードルに挑戦しようとすることだ。無論、失敗する可能性が高い。失敗すると、やっぱりダメだと、自信を失い、もうチャレンジなどしたくないと思ってしまう。頑張れば達成できる目標を、一つ一つ積み重ねることが、大きな変化への近道である。

面倒なことが山積みになっているとき、そのうちの一つだけを片づけてみる。机の前に十分だけ座ってみるのもいい。しかし、ずっと避けるだけだったときに比べれば、ブレークスルーが起きている。もっと取り組んでみようという気持ちになることも多い。

迷ったらやる。小さいことを一つやってみる。それを実践するだけで、人生は変わり始めるだろう。

ありのままの自分をさらけ出す

回避性の人の行動にブレーキをかけている大きなマイナスの力として、恥の感情がある。自分は恥ずかしい存在だという思い込みのため、等身大の自分を見せることができず、自分の内面を隠してしまう。隠せば隠すほど、知られることは恥ずかしくなり、消極的な生き方になっていく。人よりできない自分、人より愚かな自分、人より醜い自分、そして人に笑われる自分という思い込みが、人に自分の姿を知られることを恐れさせる。そうした恐れにがんじがらめになっているため、その人の行動は、よけいにぎこちなく、冴《さ》えないものになり、本来もっている能力や魅力を半分も発揮することができない。煮え切らない反応に相手が引き下がると、やはり自分は相手を失望させてしまうダメな存在だと思ってしまう。そう思わせてしまったのは、その人自身の思い込みであり、自分をさらけ出すことを恐れる気持ちなのだが。

こうした悪循環を脱するためには、自分を隠そう隠そうとする行動を、自分を少しずつ出していくという行動に変えていく必要がある。立派な自分以外は恥ずかしいという思いがあると、ありのままの自分を知られたくないので、接近してくる人がいても、どうしても距離をとり、表面的な付き合いにとどまってしまう。背伸びするのをやめ、困っている自分をそのまま出すことができると、その状況は変わってくる。

万友美《まゆみ》さん（仮名）は、就職にも結婚にも失敗し、接するのは、ほとんど家族だけという生活が十年以上続いていた。自分は失敗した人間なので、そんな自分の姿は誰にも見られたくないし、誰も自分のような人間には興味もないだろうと思っていた。

昔の友人との付き合いもしなくなっていたし、同窓会のハガキが来ても、一度も出席をしたことがなかった。

そんな状況に、思いもかけない変化が起きたのは、母親の急死だった。万友美さんにとって母親はとても大きな存在だった。人付き合いが苦手な万友美さんとは対照的に、母親は社交的で、よく喋り、行動力があり、実に頼もしい存在だった。万友美さんは、母親の盾《たて》にずっと守られていたとも言える。その母親が、急にいなくなったのだ。今までなら、すべて母親がやってくれたことも、万友美さんがやらざるを得ない。今までは、母親が応対してくれたので、電話に出ることさえ滅多になかったが、そうもいかない。電話に出たり、冠婚葬祭に出かけて行ったりということも、多くなった。

そんなある日、電話に出ると、中学のときに仲の良かった同級生からだった。同窓会においでよと誘われ、最初は断っていたが、熱心に誘ってくれるので、根負けして参加することになった。

それから、その友人と、ときどき会うようになった。友人は、離婚して今はシングルマザーだという。さばさばと自分の近況を話す友人の姿に勇気をもらい、万友美さんも自分の状況を少しずつ話すようになった。友人は、熱心に耳を傾けてくれて、「万友美も大変だったね」とまるごと受け止めてくれた。それからは、飾らずに自分の生活ぶりを話したり、相談したりできるようになった。心が軽くなり、自分に対する否定的な気持ちも薄らいだ。その友人を介して、他の友人との交流も再開していった。

友人の一人がバーをやっていて、仲間と集まって、たわいもないおしゃべりをするのが楽しみになった。実際以上によく見せようということもないので、話していてもとても楽だった。等身大の自分を受け入れてもらっているという安心感があった。

そのつながりで、仕事を手伝ってくれないかという話が舞い込んだ。外で働くことは自分には無理だと思っていることを、ありのままに言うと、その気持ちを受け止めてくれて、少しずつ慣れればいいから、気長にやってみないかと言われた。まだ迷ったが、思い切って話を受けることにした。

大変なこともあったが、やってやれないことはなかった。自分には無理だと思い込んでいたことに気づいた。万友美さんは、その後、職場で知り合った男性と結ばれた。仲間とも、楽しい交流を続けている。唯一悲しかったことは、万友美さんが友達付き合いを再開するきっかけを作ってくれた友人が、クモ膜下出血で亡くなったことだ。残された子どものことを思うと胸が痛んだ。その友人には心から感謝している。ありのままの自分でいいのだということを教えてくれたことにも。

回避性の改善において、カウンセリングが非常に力を発揮するのは、ありのままの自分をさらけ出し、自己開示する練習になるからでもある。ありのままの自分を共感的に受け止められることで、何かが変わり始めるのだ。自分はダメな恥ずかしい存在で、誰にも受け入れてもらえないという思い込みが薄らぎ、こんな自分でもいいんだと、思えるようになる。

カウンセリングが有効なもう一つの理由は、先ほどの例の友人のように、縮こまって臆病になっている人の背中を押してくれ、チャレンジする勇気を与えてくれるということだと思う。自分一人では、なかなか変わりにくいのだが、背中をそっと押してくれる人がいると、やってみようという気持ちにもなる。

家族がかかわる場合、本人のペースを無視して無理強いしがちだ。無理やりやらされると思うと、恐怖が増してしまう。あくまで本人の気持ちやペースを尊重しながら、大丈夫だよと言ってくれる存在であることが大事だ。

性の回避という課題

回避性の課題を抱えた人が、しばしば悩むこととして、親密な関係やセックスの問題がある。回避を乗り越え、仕事につき、社会において自立しても、最後の関門として、身も心も許しあう親密な関係を築いていくことができるかという課題に出会うことになる。

この部分には、接近するのが怖いという回避性の問題だけでなく、情を交わした相手を愛おしく思うという営みのベースにある愛着の問題がかかわってくる。回避型愛着が強いようなケースでは、セックスはできても、相手を心から愛おしく思うという感情が稀薄にしかわかない場合もある。恐れ・回避型が強いと、セックスもただ不安で苦痛なだけで、快感があまりないという場合もある。セックスの歓びが乏しいため、恋愛や結婚生活も中途半端になったり、長続きしなかったりすることもある。ことに女性の場合、女としての幸福を諦めたような生き方をしていることも多い。

ただ、改善のためには、性の問題にばかり焦点を当てるのではなく、傷ついた愛着を癒やすという視点で、根気よくかかわり続けていくことが必要だろう。パートナーは、本人のペースを尊重して、安全基地となることを第一に考える必要がある。恐怖や不安が強いことを無理強いしないことが原則である。なじむのに時間はかかるものの、少しずつ花開くこともある。回避型の人では、奥手《おくて》の人が多く、中年以降、性の歓びに目覚めるケースもある。

回避性の人は、我を忘れて没頭することに抵抗があり、羞恥心の強さとあいまって、セックスを気軽に楽しむことができない。オーガズムも味わいにくいと言われている。自分を相手に委ねるためには、理性の縛りを蹴って、身を躍らせなければならない。だが、回避性の人には、それが怖いのだ。

性の問題に見えたことが、実は意外なところに原因があったという場合もある。そこが解消されるにつれて、性に対するコンプレックスも自ずと薄らぎ、積極的な生き方がみられるようになる。

自分を解放する

三十代後半の女性・結菜《ゆいな》さん（仮名）が、気分の落ち込みや不安感、動悸《どうき》などを主訴に相談にやってきた。結菜さんは、二十代の終わりに結婚したが、専門職の夫は、自分勝手で、一緒に暮らすことが苦痛となっていった。迷った末、三年前に離婚。実家に戻り、生活は落ち着いてきたものの、母親との反りが合わないことを改めて感じている。

離婚するときは、「帰ってきたらいい」と言ってくれて、母親とうまくやっていけるような気がしたが、実際にまた一緒に暮らしてみると、窮屈で仕方がない。

母親は何から何まで自分の思い通りでないと機嫌が悪い人。姉は、華やかに目立つタイプで、母親のお気に入りだった。それに対して、内気で、おとなしい結菜さんは、むかしから日陰者扱いで、滅多に褒められたこともない。

それでも、高校生の頃までは、母親は娘思いの献身的な人で、家庭のことに無関心な夫をもって可哀想だと思っていた。それゆえなおさら母親には逆らえなかった。母親が悲鳴のような声を上げて嘆くたびに、自分までつらくなったものだ。

家は裕福で、働かなくても食べるのには困らない。しかし、母親はあまり幸福そうではなかった。父親が虚弱な体質なうえに、家庭のことにも無関心だったため、母親は放っておかれたと感じ、性的な欲求不満も抱えていたのかもしれない。

夫婦がよそよそしい家庭には、笑いも温もりもなかった。母親の話は、親戚の噂話か、父親への不満や悪口と決まっていた。母親が一方的に喋り散らすのを、ひたすら聞くのが結菜さんの役目だった。誰にも甘えられなかったが、母親に一番甘えられなかった。人に甘えることなど必要がないというふうに、クールにふるまっていたが、結菜さんも心の奥底では、甘えられる存在を求めていたのに違いない。

そんなとき、出会ったのが、Kだった。Kは、結菜さんの家庭教師として雇われた大学生だった。Kの前でひどく緊張したが、Kに教わるのは楽しかった。Kは、結菜さんとは正反対な、あけっぴろげで飾らない性格の人で、相手が高校生の少女だということなど関係なく、自分の身の上話を気軽に話して聞かせた。勉強の話より、Kの大学の友人の話や変わった教授の話を聞かされた。そんなふうに、自分のことを話すKをいつしか身近に感じ、ひそかに慕うようになった。こんなふうに自分の良いところも悪いところもさらけ出せる人に出会ったのは初めてだったのだ。

Kのために、結菜さんは必死で勉強した。成績が上がったので、母親は喜び、お礼にボーナスを出した。「自分は何もしていませんよ。結菜さんが頑張っただけです」とKは答えた。それは本当だった。だが、「結菜の頑張りのおかげで、こんなのもらっちゃった。ありがとう」とKから感謝されると、天にも昇る気持ちだった。

Kからすると、妹のような感覚だったのか。でも、本当は、Kに抱かれたいと思っていた。そんなことは、とても口に出しては言えなかったが。

Kが就職して、家庭教師でなくなってからも、結菜さんは何かと理由をつけて、Kの意見が聞きたいと、母親からKに連絡を取ってもらった。実際は、ただKに会いたいだけだったが。Kは二つ返事で来てくれた。ところが、自分から言い出しておいて、Kと実際に会う段になると、しり込みして、なかなか出ていこうとしなかったり、わざとそっけない態度をとったりした。「お忙しいのに、あなたが頼めっていうから、来ていただいたんでしょう」と母親は恐縮した。

自分に自信がなかったし、魅力のない高校生の自分など、Kが気にかけてくれるとは、とても思えなかったのだ。大学生になっても、まだKのことを思い続けていて、ときどき手紙を書き、そのうち、メールでやり取りするようになった。Kは、大手のメーカーに就職し忙しいはずだったが、親切にも返事をくれ、相談にも乗ってくれた。

ずっと思い続けてきた気持ちを、間接的ながら伝えたのは、大学の最終学年のときだった。時間があるときでいいので、会ってほしいと伝えたのだ。Kは結菜さんの思いを察したらしく、僕からも伝えておきたいことがあると言い、実は付き合っていて、近く結婚する予定の人がいると知らせてきた。

ショックだった。だが、何も感じないふりをした。それまで通り、メールを送り、ただ兄のように慕っているということで通した。彼が結婚してからも、自分は昔の教え子ということで、それ以上の気持ちはないふりをした。もうKを自分のものにできないことはわかっていたが、それでも諦められず、Kとどういう形であれ、かかわり続けるためには、自分の本心を押し殺すしかなかったのだ。

だが、そのことを心配したのは、Kの方だった。いつものあっけらかんとした調子で、

「おれのことなんか忘れて、結菜も早く結婚しろ」と、一刀両断したのだった。

隠し続けてきたつもりだったが、すべてお見通しだったかと、丸裸にされたような気持ちだった。しかし、こうあからさまに言われてしまうと、さすがに結菜さんは、妻のいる男性にかかわり続けることなど、できないと思った。

メールも出さなくなった。そのとき出会ったのが、別れた夫の脩《おさむ》だった。脩に惹かれた理由は、単純だった。その風貌が、少しKに似ていたのだ。だが、実際に接してみると、Kとは対照的とも言える理屈っぽいタイプの人間だった。それでも、付き合い続けたのは、やはりKがいなくなった寂しさがあったのか。それに、脩は、こちらが考える暇もないほど、積極的にがんがん言い寄ってきた。自分が考えなくていいという気楽さがあった。だが、プロポーズされたとき、結婚するのが急に怖くなり、内心戸惑った。

そのとき、助けを求めたのも、Kのところだった。久しぶりのメールだった。返事は「おめでとう。幸せを祈っています」だった。それでようやく決心がついた。Kは、自分のことなど重荷でしかないのだ。結婚するしかないと思った。

夫となる人は、社会的な地位のある相手で、母親は娘を見直したというように喜んでくれた。母親に認めてもらえたようでうれしい反面、もう引き返すことはできないと思って、憂鬱になった。

結婚が失敗だったことが、明らかとなるのに、大して時間はかからなかった。気持ちが通じないということが、これほど苦しいことだということを結菜さんは思い知る。どうにか気持ちをごまかしながらやっていけるというのは、大きな誤算だった。自分は、母親のようには生きられないし、生きたくない。離婚を決意したとき、生き埋めにされていた墓場から甦《よみがえ》ったような気がした。

それが結菜さんにとって、初めて自分の運命に逆らったときだったろうか。自分で自分の人生を選択したのだ。母親の望みも世間体も関係なく、自分の気持ちを優先したのだ。

だが、すんなり元気になるというわけにはいかなかった。離婚が決着して、気が楽になったはずだが、その後しばらく、うつ状態と不安症状に悩まされることとなる。その頃、結菜さんは、筆者のもとを訪れたのだ。

結菜さんの心で何が起きていたのか。彼女は自分の生き方を取り戻そうとして、離婚を決意したものの、それによって母親の価値観から外れてしまったことを、何かにつけて思い知らされることになる。彼女は、ずっと縛られてきた母親の価値観に再び足をとられ、身動きできなくなってしまったのだ。

冒頭に述べたように、気分は沈み、動悸や不安などの症状に苦しめられるようになる。

その後、彼女が元気を回復する過程は、母親の価値観や生き方への呪縛を解き、真の自由を取り戻していく道行きであった。彼女の母親は、自分の感情を周囲にそのままぶつけることで、自分を守っているような未熟なパーソナリティの持ち主だった。その一番の捌《は》け口にされたのが結菜さんだった。母親は、結菜さんの考えや気持ちを聞こうという気を起こしたことは、一回もなかった。母親は、意見や考えというものは、自分だけがもつもので、結菜さんももつものだとは思わなかったようだ。もったとしても、結菜さんの考えなど、どうせ役に立たないので、自分が指導しなければならないと思っているようだった。だが、そのおかげで、結菜さんは自分の気持ちや考えを表現することを極力抑えてしまうという習慣を身に付けていた。自分が考えたことなど、どうせ通用しないので、自分で決断することなど、止めておいた方がいいと思い込んでいたのだ。

しかし、母親が乗り気なのをみて決めた結婚が、無残な失敗に終わった頃から、「自分が決めるのを避けて他人に決断を委ねたところでどうせ失敗してしまうのなら、自分で決めた方が、納得がいく」という気持ちが生まれたように思う。悩んだ末、離婚を決めたのは自分自身だった。最後の最後まで母親には相談せず、結論が出てから伝えただけだ。途中で相談したら大騒ぎされて、冷静に自分で考え、自分で納得して決めることができなくなるような気がしたのだ。

離婚を成し遂げたとき、実は結菜さんは、初めて母親に頼らずに自分で人生を選んだのだ。そのことを振り返ったとき、結菜さんは、今まで進んできたことが正しい道だったと思うことができた。母親から、離婚したことをチクリチクリと責められて、自分のしたことが果たして正しかったのか、迷いが生じかけていたのだが、彼女の決断は、母親が選んだ人生ではない、自分の人生を生きるために必要な最初のステップだったのだ。

そのことを自覚するとともに、彼女は元気を取り戻し、自ら動き始めた。新しい出会いにも積極的になった。うまくいかないことがあると、そのことを引け目に思って、旧友と会うことを避ける人もいるが、結菜さんは、同窓会といった集まりにも出て、自らの近況を飾らずに話すようになった。すると、相手も、いろいろ内情を話してくれて、誰もが何《なに》某《がし》かの問題を抱えていることを知った。気が楽になっただけでなく、本音で話せる知り合いも増え、これまで避けていた社交の場にも出かけることが増えた。

やがて、彼氏もできたが、結婚するのも煩わしく、付き合いを楽しんでいる。

もうあなたは面倒くさくない

回避性の人が回復を遂げたとき、同じ人とは思えないような変化がみられるようになる。行動することに不安がなくなり、自分にブレーキをかけすぎなくなる。自由に動けると感じ、世間体や親の意向や人の顔色に縛られなくなる。自分で決断し、行動することが楽しく、もっといろいろなチャレンジをしたいと思うようになる。どうして今まで、あんなに縮こまって暮らしていたのか、信じられないほどだ。好きなように生きてよかったのに、何をあんなに恐れ、遠慮していたのかと、無駄に過ごしたこれまでの時間がもったいなく感じられる。だからこそ、今目の前にある時間をもっと大切に使いたいと思う。これは自分の人生なのだから。自分の好きに使っていい、自分のための時間なのだから。

そう思えたとき、あれほど自分を重く覆っていた面倒くささなど、どこにもなくなっていることに気づくだろう。

そのためには、自分が決めた自分の人生を生きようと決意すること。そして、一歩だけ踏み出してみること。それだけでいいのだ。

おわりに

回避性の人は大抵奥手なところがある。若い頃は敏感なので、よけいに自分の人生にしり込みしてしまう。その分、人生に出遅れてしまいがちだ。傷ついた経験から、恐れや不安にとらわれ、身動きできない時期が続くことも多い。失敗して恥をかいたらどうしよう、拒絶されたり笑いものにされたらどうしようと、悪い可能性ばかり考えて、そんな思いをするくらいなら、何もしない方がましだと考えてしまう。

だが、やがてそれでは人生がもったいないと思うようになる日が来る。生きることのリスクやマイナス面にばかり気持ちを奪われ、気もそぞろだったのが、あるときを境にして、時間が無為に失われていくことの危機感の方が大きく募り始める。縮こまって、チャンスを避け、リスクの心配ばかりして生きていることが、馬鹿らしく思えてくる。思い込みでしかない他人や世間の評価というものを恐れて、自分の人生を諦めて生きていることに疑問を持ち始めるのだ。

なぜなら、われわれは有限の存在で、自分の人生を生きられる時間は限られているからだ。もう何十年かすれば、誰もが老いて、土に還っていく。何を恐れる必要があろう。人にどう思われるかを気にし、遠慮する必要などない。自分の意思で自分が本当に生きたい人生を生きればいいのだ。

案外、他人は人のことになどかまっていないし、自分はこうしたいとはっきり意思をもった存在には一目をおいて、道をあけてくれるものだ。大事なのは、自分はこうすべきだではなく、自分はこうしたい、こうなりたいという自分の意思を明確にして、それを恥ずかしがらずに周りに伝え、勇気を出して行動を起こすことなのだ。どんな小さな一歩であれ、恐れに打ち勝って、自分の意思で行動を起こし始めた瞬間、その人は変わり始める。

つい先日も、十年以上ひきこもっていた女性から、うれしい報告を受けた。彼女は大学在学中からひきこもり、就職もできないまま、悶々と過ごしていた。筆者のところにやってきたのは、三十代半ばを過ぎてからだった。その頃は、何とか社会に出たいと言い、仕事に就くことが夢だった。あれから二年余り経ち、彼女はいま正規社員として働けるようになり、当初の目標は達成することができた。最近の夢は、恋人がほしい、というものに変わっていたが、その恋人ができたというのだ。はじめて愛される喜びを味わうと、不思議なことに、心から焦りのようなものが消えて、不注意なミスまでなくなってしまったと、彼女が語ったのが印象的だった。

そんなふうに彼女の人生が動き始めたのも、黙って一人苦しみに耐えるのを止め、声を上げて助けを求め、行動を起こしたからだ。プライドや体裁にとらわれるのではなく、自分がこうなりたいという気持ちを、素直に語り、遠慮せずに生き始めたからだ。

生ある限り、あなたには自分の人生を生きるチャンスがある。遅い早いではなく、あなたが決意したときが、チャンスなのだ。もう逃げるのを止め、自分の人生を生きてみようと思ったとき、あなたの人生は変わり始めている。

岡田尊司

二〇一六年五月

参考文献

『DSM-5 精神疾患の診断・統計マニュアル』日本精神神経学会監修　高橋三郎・大野裕監訳　染矢俊幸　神庭重信　尾崎紀夫　三村將　村井俊哉訳　医学書院　2014
『成人のアタッチメント　理論・研究・臨床』W・スティーヴン・ロールズ、ジェフリー・A・シンプソン著　遠藤利彦他監訳　北大路書房　2008
『愛着と愛着障害』V・プライア、D・グレイサー著　加藤和生監訳　北大路書房　2008
『愛着障害　子ども時代を引きずる人々』岡田尊司　光文社新書　2011
『回避性愛着障害　絆が稀薄な人たち』岡田尊司　光文社新書　2013
『人間アレルギー　なぜ「あの人」を嫌いになるのか』岡田尊司　新潮社　2015
『エリック・ホッファー自伝　構想された真実』中本義彦訳　作品社　2002
『幼き日のこと・青春放浪』井上靖　新潮文庫　1976
『増補　井上靖評伝覚』福田宏年　集英社　1991
『モーム評伝』リチャード・コーデル　田中睦夫訳　文理書院　1968
『サマセット・モーム　あるがままの肖像』カール・G・プファイファー　守屋陽一訳　紀伊國屋書店　1959
『ベートーヴェンの生涯』ロマン・ロラン　片山敏彦訳　岩波文庫　1965
『ベートーヴェン　音楽と生涯』ルイス・ロックウッド　土田英三郎・藤本一子監訳　沼口隆・堀朋平訳　春秋社　2010
『ベートーヴェン〝不滅の恋人〟の謎を解く』青木やよひ　講談社現代新書　2001
『清閑の暮らし』大岡敏昭　草思社　2013
『隠者はめぐる』富岡多惠子　岩波書店　2009

『ブラームス』ジョゼ・ブリュイール　本田脩訳　白水社　１９７０
『ブラームス　カラー版作曲家の生涯』三宅幸夫　新潮文庫　１９８６
『星新一　一〇〇一話を作った人』最相葉月　新潮社　２００７
『ビアトリクス・ポター　描き、語り、田園をいつくしんだ人』ジュディ・テイラー著　吉田新一訳　福音館書店　２００１
『あなたが輝くとき』西村由紀江　sasaeru文庫　２００７
『藤子・F・不二雄　「ドラえもん」はこうして生まれた』筑摩書房編集部　筑摩書房　２０１４
『評伝森鴎外』山室静　講談社文芸文庫　１９９９
『村上春樹の秘密　ゼロからわかる作品と人生』柘植光彦　アスキー新書　２０１０
“Handbook of Diagnosis and Treatment of DSM-IV Personality Disorders” Len Sperry, Brunner-Routledge, 1995
“Personality Disorders:Toward the DSM-V” edited by W. O, Donohue, K. A. Fowler & S. O. Lilienfeld, SAGE Publications, 2007
“Handbook of Personality Disorders Theory, Research, and Treatment” edited by W. John Livesly, The Guilford Press, 2001
“Handbook of Attachment: Theory, Research and Clinical Application” edited by J. Cassidy and P. Shaver, The Guilford Press, 1999
Mario Mikulincer & Phillip R. Shaver, “Attachment in Adulthood; Structure, Dynamics, and Change” The Guilford Press, 2007

岡田尊司 おかだ・たかし
1960年、香川県生まれ。精神科医、作家。東京大学文学部哲学科中退、京都大学医学部卒。同大学院高次脳科学講座神経生物学教室、脳病態生理学講座精神医学教室にて研究に従事し、京都医療少年院などに勤務。現在、岡田クリニック院長。大阪心理教育センター顧問。主な著書に『パーソナリティ障害』(PHP新書)、『母という病』(ポプラ社)、『愛着障害』『回避性愛着障害』(光文社新書)、『人間アレルギー』(新潮社)など。小説家・小笠原慧としても活動。横溝正史ミステリ大賞を受賞した『DZ』(角川文庫)ほか。最新作『あなたの人生逆転させます』(新潮社)。

朝日新書
570

生《い》きるのが面倒《めんどう》くさい人《ひと》

回避性パーソナリティ障害

2016年6月30日第1刷発行
2024年4月30日第7刷発行

著者 岡田尊司

発行者 宇都宮健太朗
カバーデザイン アンスガー・フォルマー 田嶋佳子
印刷所 TOPPAN株式会社
発行所 朝日新聞出版
〒104-8011 東京都中央区築地5-3-2
電話 03-5541-8832(編集)
03-5540-7793(販売)

Published in Japan by Asahi Shimbun Publications Inc.
ISBN 978-4-02-273670-3
定価はカバーに表示してあります。

落丁・乱丁の場合は弊社業務部(電話03-5540-7800)へご連絡ください。
送料弊社負担にてお取り替えいたします。

不動産の未来
マイホーム大転換時代に備えよ

牧野知弘

不動産に地殻変動が起きている。高騰化の一方、コロナによって暮らし方、働き方が変わり、住まいの価値観が変容している。こうした今、都市や住宅の新しい価値創造は何かを捉えた上で、マイホームを選ぶことが重要だ。業界の重鎮が提言する。

全米トップ校が教える自己肯定感の育て方

星　友啓

学習や仕事の成果に大きく関与する「自己肯定感」は世界的にも注目されるファクターだ。本書は超名門スタンフォード大学オンラインハイスクールで校長を務める著者が、そのコンセプトからアプローチ、エクササイズまで、最先端の知見を凝縮してお届けする。

リスクを生きる

内田　樹
岩田健太郎

コロナ禍で変わったこと、変わらなかったこと、変わるべきことは何か。東京一極集中の弊害、空洞化する高等教育、査定といじめの相似構造、感染症が可視化したリスク社会を生きるすべを語る、哲学者と医者の知の対話。同著者『コロナと生きる』から待望の第2弾。

全面改訂 第3版
ほったらかし投資術

山崎　元
水瀬ケンイチ

これがほったらかし投資の公式本！　売れ続けてシリーズ累計10万部のベストセラーが7年ぶりに全面改訂！　おすすめのインデックスファンドが一新され、もっとシンプルに、もっと簡単に生まれ変わりました。iDeCo、2024年開始の新NISAにも完全対応。

ルポ　大谷翔平
日本メディアが知らない「リアル二刀流」の真実

志村朋哉

2021年メジャーリーグMVPのエンゼルス・大谷翔平。米国のファンやメディア、チームメートは「リアル二刀流」をどう捉えているのか。現地メディアだけが報じた一面とは。大谷の番記者経験もある著者が日本ではなかなか伝わらない、その実像に迫る。

自衛隊メンタル教官が教える
イライラ・怒りをとる技術

下園壮太

自粛警察やマスク警察など、コロナ禍で強まる「1億総イライラ社会」。怒りやイライラの根底には「疲労」がある。怒りは自分を守ろうとする強力な働きだが、怒りの暴発で人生を棒に振ることもある。怒りのメカニズムを正しく知り、うまくコントロールする実践的方法を解説。

画聖　雪舟の素顔
天橋立図に隠された謎

島尾　新

画聖・雪舟が描いた傑作「天橋立図」は単なる風景画なのか？　地形を含めた詳細すぎる位置情報、明らかに歪められた距離、上空からしか見ることのできない構図……。前代未聞の水墨画を描いた雪舟の生涯を辿りながら、「天橋立図」に隠された謎に迫る。

江戸の組織人
現代企業も官僚機構も、すべて徳川幕府から始まった！

山本博文

武士も巨大機構の歯車の一つに過ぎなかった！　幕府の組織は現代官僚制にも匹敵する高度に発達したものだった。「家格」「上司」「抜擢」「出張」「横領」「利権」「賄賂」「機密」「治安」「告発」「いじめ」から歴史を読み解く、現代人必読の書。